हाई ब्लड प्रेशर

से बचाव

और नियंत्रण

के लिए खाएं

कैसे सुपरफूड्स आपको रोग मुक्त जीने में मदद कर सकते हैं
(एक्सट्रेक्ट एडिशन)

ला फॉनसिएर

Eb
emerald books

Eb
emerald books

Copyright © La Fonceur 2021
All Rights Reserved.

यह पुस्तक लेखक की सहमति के बाद सामग्री को त्रुटि मुक्त बनाने के लिए किए गए सभी प्रयासों के साथ प्रकाशित हुई है। हालांकि, लेखक और प्रकाशक यह नहीं मानते हैं और त्रुटियों या चूक के कारण किसी भी पार्टी को हुए नुकसान, क्षति, या व्यवधान के लिए किसी भी दायित्व से इनकार करते हैं, चाहे ऐसी त्रुटियां या चूक लापरवाही, दुर्घटना, या किसी अन्य कारण से उत्पन्न हों।

हालांकि, किसी भी गलती या चूक से बचने का हर संभव प्रयास किया गया है, लेकिन यह प्रकाशन इस शर्त पर बेचा जा रहा है कि कोई भी लेखक या प्रकाशक या मुद्रक किसी भी गलती या चूक के कारण किसी भी व्यक्ति या इस कार्य के आधार पर प्रदान या स्वीकार की गई सलाह या ली गई किसी भी कार्रवाई के लिए किसी भी तरह से उत्तरदायी नहीं होगा।

प्रिय पाठक,

हाई ब्लड प्रेशर से बचाव और नियंत्रण के लिए खाएं का उद्देश्य हाई ब्लड प्रेशर के गहन ज्ञान के साथ-साथ प्राकृतिक रूप से हाई ब्लड प्रेशर को रोकने और नियंत्रित करने वाले सर्वोत्तम खाद्य विकल्प प्रदान करके दवाओं पर आपकी निर्भरता को कम करने में मदद करना है।

सेहतमंद खाएं, खुशी से जियें!

ला फॉनसिएर

फार्मेसी में परास्नातक,
पंजीकृत फार्मासिस्ट
और शोध वैज्ञानिक

CONTENTS

परिचय — 7

अध्याय 1 हाई ब्लड प्रेशर: रोकथाम और नियंत्रण — 9

1. सब कुछ जो आपको हाई ब्लड प्रेशर के बारे में जानने की आवश्यकता है — 10
2. 10 खाद्य पदार्थ जो आपका ब्लड प्रेशर बढ़ाते हैं — 25
3. 10 खाद्य पदार्थ जो एंटीहाइपरटेन्सिव दवाओं की तरह आपके ब्लड प्रेशर को कम करते हैं — 35

अध्याय 2 आहार योजना — 49

1. हाई ब्लड प्रेशर को नियंत्रित करने के लिए आहार योजना — 50
2. हाई ब्लड प्रेशर + डायबिटीज़ को नियंत्रित करने के लिए आहार योजना — 52
3. हाई ब्लड प्रेशर + आर्थराइटिस को नियंत्रित करने के लिए आहार योजना — 54

अध्याय 3 व्यंजन — 57

सुबह का नाश्ता — 58
   मल्टीग्रेन बीटरूट पराठा — 59
   मिक्स्ड वेज रायता — 63

ला फॉनसिएर द्वारा नोट — 65

महत्वपूर्ण शब्दावली — 66

लेखिका के बारे में	**67**
ला फॉनसिएर की अन्य पुस्तकें	**68**
ला फॉनसिएर से जुड़ें	**69**

परिचय

आजकल हाई ब्लड प्रेशर काफी आम हो गया है। हर परिवार में किसी ना किसी को यह बीमारी होती है। लोग इस बीमारी को जीवन का हिस्सा मानने लगे हैं, जो अच्छी बात नहीं है। आज हम जिस जीवनशैली का नेतृत्व कर रहे हैं - प्रोसेस्ड खाद्य पदार्थों का अधिक सेवन, बार-बार बाहर खाना, धूम्रपान और शराब का सेवन, इसकी 70% संभावना है कि 50 की उम्र तक आपको हाई ब्लड प्रेशर होगा।

शरीर में एक रोग की स्थिति का मतलब है कि आपका इम्यून सिस्टम लगातार बीमारी से लड़ने में व्यस्त रहता है, जल्द ही आपका इम्यून सिस्टम अपनी प्रभावशीलता खो देता है और कमजोर हो जाता है। यदि कोई अन्य बीमारी हमला करती है, तो आपका इम्यून सिस्टम लड़ने में असमर्थ रहता है, इसके जीवनलेवा परिणाम हो सकते हैं। अपने स्वास्थ्य की देखभाल आपको अपने 20s से ही शुरु कर देनी चाहिए है। किसी भी बीमारी से लड़ने के लिए अपने शरीर को प्राकृतिक रूप से मजबूत बनाएं।

अधिक बीमारियों का मतलब है अधिक दवाएं। फार्मेसी फील्ड से होने के नाते, मैं आपको आश्वस्त कर सकती हूँ कि दवाओं पर निर्भरता अच्छी नहीं है। रोग में निर्धारित दवाओं के दुष्प्रभाव होते हैं। साइड इफेक्ट्स को कम करने के लिए, आपको अक्सर दवाओं का एक अन्य सेट दिया जाता है जो आपकी प्राथमिक दवाओं के साइड इफेक्ट्स का इलाज करते हैं, लेकिन इन दवाओं के खुद भी साइड इफेक्ट्स होते हैं, जिसके लिए फिर से कुछ अन्य दवाओं की आवश्यकता होती है, इस तरह मूल रूप से, यह चक्र जारी रहता है।

लेकिन एक हल है! आप अपने आहार में ऐसे खाद्य पदार्थों को शामिल कर सकते हैं जिनका आपकी दवाओं की तरह ही असर होता है। इन खाद्य पदार्थों के नियमित सेवन से आप अपने शरीर को ठीक कर सकते हैं और बीमारी से लड़ने के लिए इम्युनिटी प्राकृतिक रूप से बढ़ा सकते हैं।

उद्देश्य बीमारी को रोकने का होना चाहिए, और तैयारी आपके 20s से ही शुरू होती है। आप अपने 20s में जो खाते हैं, वह आपके 50s को प्रभावित करता है। किसी बीमारी को रोकने के लिए, आपको बीमारी का पूरा ज्ञान होना चाहिए, जैसे कि ऐसा क्यों होता है? यह आपके शरीर को कैसे प्रभावित करता है? बीमारी की स्थिति में आपके शरीर में वास्तव में क्या होता है? अन्य स्वास्थ्य समस्याएं क्या हैं जो किसी विशेष बीमारी के कारण हो सकती हैं?

हाई ब्लड प्रेशर से बचाव और नियंत्रण के लिए खाएं में, आप हाई ब्लड प्रेशर के बारे में सबकुछ जानेंगे। इस बीमारी को रोकने के लिए, आपको किन खाद्य पदार्थों और जीवनशैली विकल्पों से बचना चाहिए और किन विकल्पों को अपनाना चाहिए। हाई ब्लड प्रेशर से बचने और नियंत्रित करने के लिए आपकी क्या रणनीति होनी चाहिए। आको किन महत्वपूर्ण बातों का पालन करना चाहिए? वे कौन से खाद्य पदार्थ हैं जो आपकी हाई ब्लड प्रेशर के दवाओं के क्रिया की नकल करके आपके ब्लड प्रेशर के स्तर को सामान्य रखने में मदद करते हैं?

इस पुस्तक में आप कुछ स्वस्थ और स्वादिष्ट व्यंजन भी पाएंगे जो बहुत स्वादिष्ट होने के साथ ही इनके सभी इंग्रेडिएंट्स स्वास्थ्यपद भी हैं। ये व्यंजन आपकी इम्युनिटी को मजबूत बनाने के साथ-साथ आपके स्वादिस्ट खाने की ललक को भी संतुष्ट करेंगे। स्वस्थ कल के लिए तैयार हो जाएं।

अध्याय 1

हाई ब्लड प्रेशर: रोकथाम और नियंत्रण

1
सब कुछ जो आपको हाई ब्लड प्रेशर के बारे में जानने की आवश्यकता है

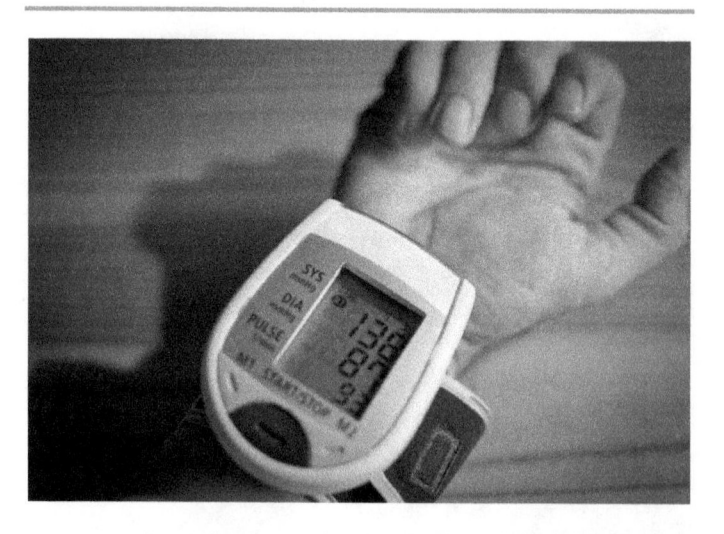

सब कुछ जो आपको हाई ब्लड प्रेशर के बारे में जानने की आवश्यकता है

हाइपरटेंशन को हाई ब्लड प्रेशर भी कहते हैं, यह एक चिकित्सीय स्थिति है जो आपके हृदय रोग, स्ट्रोक और अन्य गंभीर स्वास्थ्य जटिलताओं के जोखिम को बढ़ा सकती है। हृदय रक्त को आर्टरीज़ (रक्त वाहिकाओं) में पंप करता है जो रक्त को हृदय से शरीर के टिश्यूज़ और अंगों तक ले जाते हैं। ब्लड प्रेशर रक्त वाहिकाओं (ब्लड वैसल्स) की दीवारों पर पड़ने वाले रक्त के बल का माप है।

आपकी ब्लड वैसल्स से बहने वाले रक्त का बल लगातार बहुत अधिक होता है, तो यह ब्लड प्रेशर को बढ़ाता है और इस स्थिति को हाई ब्लड प्रेशर के रूप में जाना जाता है।

यह खतरनाक है और इसे नियंत्रित करना आवश्यक है क्योंकि हाई ब्लड प्रेशर हृदय को अंगों तक रक्त पंप करने के लिए कठिन काम कराता है। इसके परिणामस्वरूप आर्टरीज़ का सख्त होना (एथेरोस्क्लेरोसिस), स्ट्रोक, किडनी की बीमारी और दिल की विफलता हो सकती है।

ब्लड प्रेशर दो मापों, अधिकतम और न्यूनतम दबाव, या एक शीर्ष संख्या और नीचे की संख्या द्वारा व्यक्त किया जाता है। आइए जानते हैं क्या हैं ये नंबर:

सिस्टोलिक ब्लड प्रेशर - ऊपर की संख्या (अधिकतम दबाव) आपके सिस्टोलिक दबाव को बताती है। आपका दिल जब सिकुड़ता है तो आर्टरीज़ के माध्यम से शरीर के बाकी हिस्सों में रक्त पंप करता है। यह संकुचन ब्लड वैसल्स पर दबाव बनाता है जिसे सिस्टोलिक ब्लड प्रेशर कहते हैं। सामान्य सिस्टोलिक दबाव पारा के 120 मिलीमीटर (मिमी एचजी) से नीचे होता है। 130 मिमी एचजी या इससे अधिक की रीडिंग का अर्थ है हाई ब्लड प्रेशर।

डायस्टोलिक ब्लड प्रेशर - नीचे की संख्या (न्यूनतम दबाव) आपके डायस्टोलिक दबाव को बताती है। हृदय शरीर के बाकी हिस्सों में रक्त पंप करने के लिए सिकुड़ता है और दोबारा सिकुड़ने से पहले आराम करता है। जब धड़कनों के बीच आराम का समय होता है तब आपका हृदय रक्त से भर जाता है और ऑक्सीजन प्राप्त करता है। डायस्टोलिक दबाव आर्टरीज़

में रक्त का दबाव है जब हृदय भर रहा होता है। सामान्य डायस्टोलिक दबाव पारा के 80 मिलीमीटर (मिमी एचजी) से नीचे है। 80 एमएम एचजी या इससे अधिक रीडिंग का मतलब हाई ब्लड प्रेशर है।

दोनों संख्याओं में, डायस्टोलिक ब्लड प्रेशर की तुलना में सिस्टोलिक ब्लड प्रेशर अधिक महत्वपूर्ण है क्योंकि सिस्टोलिक ब्लड प्रेशर दिल का दौरा या स्ट्रोक होने के आपके जोखिम का सटीक ब्यौरा बताता है।

ब्लड प्रेशर का वर्गीकरण

एसीसी/एएचए (अमेरिकन कॉलेज ऑफ कार्डियोलॉजी एंड अमेरिकन हार्ट एसोसिएशन) और ईएससी/ईएसएच (यूरोपियन सोसाइटी ऑफ कार्डियोलॉजी एंड द यूरोपियन सोसाइटी ऑफ हाइपरटेंशन) के अनुसार 18 वर्ष और उससे अधिक उम्र के वयस्कों के लिए ब्लड प्रेशर का वर्गीकरण कुछ इस प्रकार है:

As per ACC/AHA			As per ESC/ESH		
Category	Systolic (mmHg)	Diastolic (mmHg)	Category	Systolic (mmHg)	Diastolic (mmHg)
Normal	Less than 120	Less than 80	Optimal	Less than 120	Less than 80
Elevated	120-129	Less than 80	Normal	120-129	80-84
			High normal	130-139	85-89
Hypertension stage 1	130-139	80-89	Hypertension Grade 1	140-159	90-99
Hypertension stage 2	Equal or more than 140	Equal or more than 90	Hypertension Grade 2	160-179	100-109
			Hypertension Grade 3	Equal or more than 180	Equal or more than 180

ईएससी/ईएसएच के अनुसार ब्लड प्रेशर का लेवल **140/90 मिमी एचजी** हाई ब्लड प्रेशर के रूप में गिना जाता है, जबकि एसीसी/एएचए के नए दिशानिर्देश **130/80 मिमी एचजी** को हाई ब्लड प्रेशर के रूप में गिनते हैं। यह एक नए अध्ययन के

कारण है जिसमें पाया गया है कि 130/80 मिमी एचजी से 139/89 मिमी एचजी के बीच ब्लड प्रेशर का स्तर हृदय और ब्लड वेसल्स के कॉम्प्लीकेशन्स का कारण बनने के लिए पर्याप्त है।

हाई ब्लड प्रेशर के लक्षण

हाई ब्लड प्रेशर में यह बहुत संभव है कि आपको वर्षों या दशकों तक किसी भी लक्षण का अनुभव न हो, यही कारण है कि हाई ब्लड प्रेशर एक साइलेंट किलर के रूप में गिना जाता है। हालाँकि, एक बार जब ब्लड प्रेशर हाइपरटेंशन की अवस्था में पहुँच जाता है, तो व्यक्ति में निम्नलिखित लक्षण हो सकते हैं:

- गंभीर सिरदर्द (खासकर सुबह सिर के पिछले हिस्से में)
- छाती में दर्द
- सांस लेने में कठिनाई
- थकान और भ्रम
- नज़रों की समस्या
- यूरिन में रक्त
- फ्लशिंग
- दिल का तेज़ धड़कना

आपका ब्लड प्रेशर हाई है या नहीं, यह निर्धारित करने का सबसे अच्छा तरीका है कि जब आप स्वास्थ्य जांच के लिए जाते हैं तो स्वेच्छा से अपने डॉक्टर से अपने बीपी की जांच

करने के लिए कहें। आपको हर चार महीने में अपना बीपी चेक करवाना चाहिए। अगर आपका ब्लड प्रेशर बढ़ा हुआ है, तो हर महीने जांच करवाएं। अगर आपको हाई ब्लड प्रेशर है और आप दवा ले रहे हैं तो आपको दिन में दो बार अपना बीपी चेक करना चाहिए। पहला माप सुबह खाने या कोई भी दवा लेने से पहले और दूसरा माप शाम को लेना चाहिए। हर बार जब आप मापते हैं, तो यह सुनिश्चित करने के लिए कि आपके परिणाम सटीक हैं, 1 या 2 मिनट के अंतराल पर दो या तीन रीडिंग लें।

आइए पहले समझते हैं कि वास्तव में शरीर में क्या होता है जिससे ब्लड प्रेशर बढ़ जाता है।

ब्लड प्रेशर कैसे बढ़ता है?

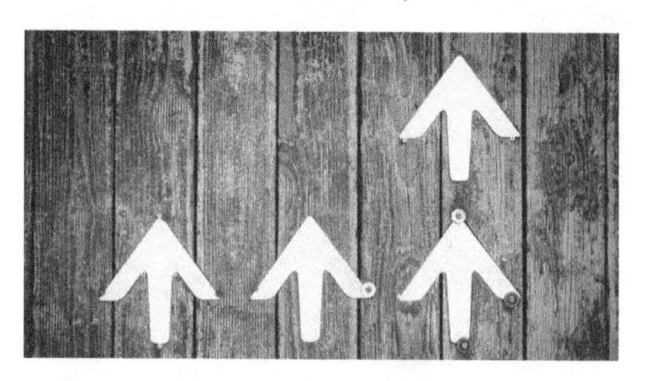

1. सिम्पैथेटिक नर्वस सिस्टम की असामान्यताएं

आपने लोगों को कई बार कहते सुना होगा कि "तनाव न लें, नहीं तो आपका ब्लड प्रेशर बढ़ जाएगा," और यह बिल्कुल सही है। सिम्पैथेटिक नर्वस सिस्टम खतरनाक या तनावपूर्ण स्थिति में शरीर की ब्लड वैसल्स को प्रभावित करता है। जब

आप तनाव में होते हैं, तो सिम्पैथेटिक बहाव बढ़ जाता है। सिम्पैथेटिक नर्वस सिस्टम एड्रेनालाईन और नॉरएड्रेनालाईन (जिसे नॉरपेनेफ्रिन भी कहा जाता है) हार्मोन जारी करता है। ये हार्मोन मस्तिष्क और मांसपेशियों को ताजा ऑक्सीजन पहुँचाने के लिए हृदय से रक्त पंप करने की दर को बढ़ाते हैं। बार-बार तनाव का अर्थ है हृदय से रक्त पम्पिंग में निरंतर वृद्धि, जो ब्लड वैसल्स को संकुचित (नैरो) करके प्राप्त की जाती है। ब्लड वैसल्स के लगातार कसने से ब्लड वैसल्स सिकुड़ जाते हैं और ब्लड वैसल्स के रक्त प्रवाह (पेरिफेरल रेजिस्टेंस) के प्रतिरोध (रेजिस्टेंस) में वृद्धि होती है। नतीजतन, ब्लड प्रेशर बढ़ जाता है।

2. इंट्रारेनल रेनिन-एंजियोटेंसिन-एल्डोस्टेरोन सिस्टम (आरएएएस) में असामान्यताएं

यह प्रणाली शरीर में तरल पदार्थों की मात्रा को नियंत्रित करके ब्लड प्रेशर को नियंत्रित करती है। जब किडनी में रक्त का प्रवाह कम हो जाता है, तो किडनी ब्लड सर्कुलेशन में रेनिन नामक एंजाइम का स्राव करती है। प्लाज्मा रेनिन तब एंजियोटेंसिनोजेन को एंजियोटेंसिन । में परिवर्तित करता है, जिसकी कोई प्रत्यक्ष जैविक गतिविधि नहीं होती है और इससे कोई हानि नहीं होती है। परन्तु, एंजियोटेंसिन-कंवर्टिंग एंजाइम (एसीई) के रूप में जाना जाने वाला एक एंजाइम एंजियोटेंसिन । को एंजियोटेंसिन ॥ में परिवर्तित करता है जो कि हाई ब्लड प्रेशर के लिए जिम्मेदार प्राथमिक हार्मोन है। एंजियोटेंसिन ॥ एक पेप्टाइड हार्मोन है जो वासोकंट्रिक्शन का कारण बनता है, जिसका अर्थ है कि यह वाहिकाओं की मांसपेशियों की दीवार

को सिकोड़ता है, जिससे रक्त वाहिकाएँ सिकुड़ जाती हैं, जिसके परिणामस्वरूप ब्लड प्रेशर में वृद्धि होती है।.

हाई ब्लड प्रेशर के जोखिम कारकों में शामिल हैं:

आपके ब्लड प्रेशर को बढ़ाने वाले कारक नीचे दिए गए हैं:

- तनाव
- मोटापा
- अत्यधिक शराब
- धूम्रपान
- हाई ब्लड प्रेशर का पारिवारिक इतिहास
- अधिक नमक का सेवन
- आहार में पोटेशियम की कमी
- व्यायाम की कमी
- कुछ दवाएँ जैसे दर्द की दवाएँ (पेरासिटामोल, आइबूप्रोफेन, डाइक्लोफिनैक और ऐस्पिरिन), स्टेरॉयड और गर्भनिरोधक गोलियां

हाई ब्लड प्रेशर खतरनाक क्यों है?

हाइपरटेंशन या हाई ब्लड प्रेशर खतरनाक है क्योंकि यह अन्य स्वास्थ्य जटिलताओं का कारण बनता है। ब्लड वैसल्स महत्वपूर्ण अंगों और टिश्यूज़ को ऑक्सीजन और पोषक तत्व पहुँचाने के लिए जिम्मेदार होतीं हैं। समय के साथ, हाई ब्लड प्रेशर ब्लड वैसल्स को नुकसान पहुँचाता है। क्षतिग्रस्त ब्लड वैसल्स शरीर में रक्त के प्रवाह को बाधित करती हैं, जिससे

अन्य स्वास्थ्य समस्याएं उत्पन्न होती हैं। हाई ब्लड प्रेशर से शरीर का सबसे अधिक प्रभावित अंग हृदय, उसके बाद मस्तिष्क, किडनी और प्रजनन प्रणाली है।

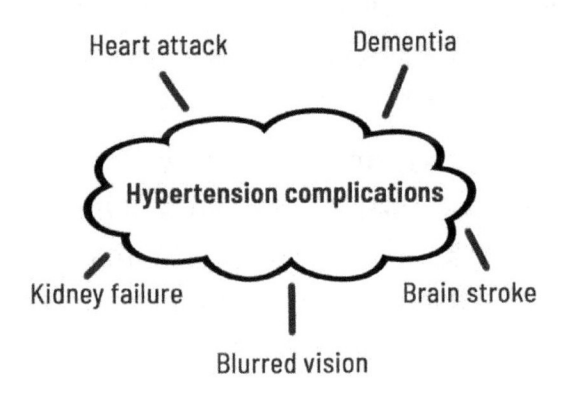

```
      Heart attack          Dementia
              \              /
               ┌──────────────┐
               │ Hypertension │
               │ complications│
               └──────────────┘
              /       |       \
   Kidney failure     |       Brain stroke
                Blurred vision
```

धमनियों को नुकसान

हृदय से शरीर तक ऑक्सीजन युक्त रक्त ले जाने वाली ब्लड वैसल्स को आर्टरीज़ (धमनियां) कहा जाता है। आर्टरीज़ लचीली होती हैं, और उनकी आंतरिक परत चिकनी होती है। रक्त स्वस्थ आर्टरीज़ के माध्यम से स्वतंत्र रूप से बिना किसी रुकावट के बहता है और महत्वपूर्ण अंगों और टिश्यूज़ की ऑक्सीजन और पोषक तत्वों की आपूर्ति करता है। हाई ब्लड प्रेशर आर्टरीज़ की इलास्टिसिटी को कम करता है। यह उनकी आंतरिक परत को नुकसान पहुँचाता है, जिससे खाने द्वारा शरीर में जाने फैट को क्षतिग्रस्त आर्टरीज़ में इकट्ठा करना आसान हो जाता है, जिससे आपके शरीर में रक्त प्रवाह सीमित हो जाता है। ये रुकावटें अंततः दिल का दौरा और स्ट्रोक का कारण बन सकती हैं।

दिल को नुकसान

हाई ब्लड प्रेशर के कारण आपके हृदय को स्वस्थ हृदय की तुलना में अधिक बार और अधिक बल के साथ पंप करना पड़ता है, जिससे आपके हृदय (बाएं वेंट्रिकल) का हिस्सा मोटा हो जाता है। बढ़े हुए दिल से आपके दिल का दौरा, दिल की विफलता और अचानक हृदय की मृत्यु का खतरा बढ़ जाता है।

साथ ही, हाई ब्लड प्रेशर आपके हृदय तक रक्त पहुँचाने वाली नलियों को नुकसान पहुँचाता है। जब आपके हृदय में रक्त की प्रवाह बाधित होती है, तो यह अरेदमिया (अनियमित हृदय ताल), एनजाइना (सीने में दर्द) या दिल का दौरा पड़ने का कारण बनता है।

दिमाग को नुकसान

हमारा मस्तिष्क ठीक से काम करने के लिए पोषक युक्त ऑक्सीजन से भरपूर रक्त सप्लाई पर निर्भर रहता है। लेकिन हाई ब्लड प्रेशर मस्तिष्क में रक्त और ऑक्सीजन की सप्लाई को कम कर सकता है जिससे कई समस्याएं हो सकती हैं, जिनमें शामिल हैं:

ट्रांसिएंट इस्केमिक अटैक (TIA): हाई ब्लड प्रेशर के कारण आर्टरीज़ कठोर हो जाती है या मस्तिष्क में रक्त के थक्के बन जाते हैं जो रक्त की सप्लाई को अस्थायी रूप से बाधित करते हैं, जिसे ट्रांसिएंट इस्केमिक अटैक (TIA) या मिनी-स्ट्रोक कहा जाता है। टीआईए एक पूर्ण विकसित स्ट्रोक की चेतावनी के रूप में गिना जाता है।

स्ट्रोक: हाई ब्लड प्रेशर से आर्टरीज़ (धमनियों) में रक्त के थक्के बन सकते हैं, जिससे महत्वपूर्ण रक्त प्रवाह में रुकावटें आ सकती हैं। कम रक्त प्रवाह मस्तिष्क को ऑक्सीजन और

पोषक तत्वों से वंचित कर देता है, जिससे मस्तिष्क की कोशिकाएं मर जाती हैं। इसे स्ट्रोक के रूप में जाना जाता है।

डिमेंशिया: संकुचित/ब्लॉक्ड आर्टरीज़ के कारण या स्ट्रोक के कारण मस्तिष्क में रक्त के प्रवाह की कमी हो सकती है। कुछ प्रकार के डिमेंशिया, जैसे वैस्कुलर डिमेंशिया, मस्तिष्क में रक्त के प्रवाह की कमी के कारण होता है।

किडनी को नुकसान

किडनी रक्त से अतिरिक्त तरल पदार्थ और वेस्ट को फ़िल्टर करती हैं। हाई ब्लड प्रेशर आपके किडनी तक जाने वाली ब्लड वेसल्स को नुकसान पहुँचाता है। क्षतिग्रस्त वाहिकाएं किडनी में रक्त के प्रवाह को बाधित करती हैं और किडनी को आपके रक्त से वेस्ट को प्रभावी ढंग से छानने से रोकती हैं, जिससे खतरनाक वेस्ट जमा हो जाता है। हाई ब्लड प्रेशर किडनी की विफलता के सबसे आम कारणों में से एक है।

आंखों को नुकसान

हाई ब्लड प्रेशर आपकी आंखों तक रक्त की सप्लाई करने वाली ब्लड वैसल्स को नुकसान पहुँचा सकता है। सीमित रक्त प्रवाह रेटिना और ऑप्टिक नर्व को नुकसान पहुँचाती हैं, जिससे आंखों में रक्तस्राव, धुंधली दृष्टि और यहां तक कि दृष्टि पूरी तरह जा भी सकती है।

किस तरह हाई ब्लड प्रेशर रोधी (एंटी-हाइपरटेंसिव) दवाएँ काम करती हैं?

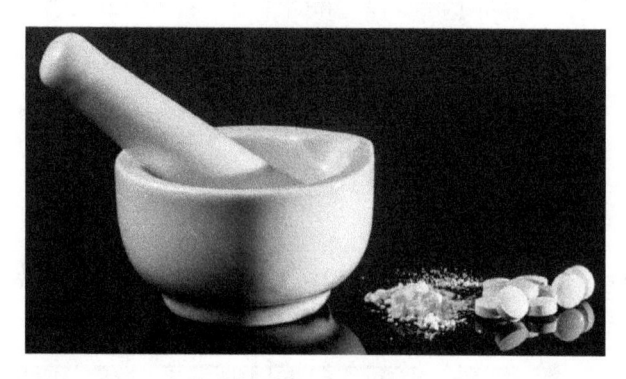

सभी हाई ब्लड प्रेशर की दवाओं का प्राथमिक उद्देश्य ब्लड वैसल्स को चौड़ा या अधिक खुला बनाने के लिए वासोडाईलेशन का उत्पादन करना है। जब ब्लड वैसल्स का विस्तार होता है, तो रक्त उनके माध्यम से स्वतंत्र रूप से बहता है, जिससे ब्लड प्रेशर में गिरावट आती है।

विभिन्न तंत्र हैं जिनके माध्यम से विभिन्न वर्ग की दवाएँ वासोडाईलेशन करती हैं। आइए संक्षेप में देखें कि ये दवाएँ कैसे काम करती हैं और हम खाद्य पदार्थों के माध्यम से समान प्रभाव कैसे पैदा कर सकते हैं, जो कि सुरक्षित हैं और इनका कोई साइड इफेक्ट भी नहीं है।

हाई ब्लड प्रेशर में उपयोग की जाने वाली पहली-पंक्ति चिकित्सा या सबसे आम दवाएँ किडनी में नमक के पुन: अवशोषण को कम करके ब्लड प्रेशर को कम करती हैं। इसका मतलब है कि आपके शरीर में अब नमक कम होगा क्योंकि अधिक से अधिक नमक, पानी के साथ, यूरिन के माध्यम से शरीर से बाहर निकल जाता है।

क्योंकि आपकी ब्लड वैसल्स में तरल पदार्थ कम है, इसलिए वैसल्स के अंदर का दबाव कम होगा। इस तंत्र पर काम करने वाली दवाओं को डाइयुरेटिक्स कहा जाता है। हमारा उद्देश्य उन खाद्य पदार्थों को अपने डाइट में शामिल करना है जिनमें प्राकृतिक रूप से डाइयुरेटिक प्रभाव होते हैं। हम आगे के अध्याय में उन खाद्य पदार्थों के बारे में विस्तार से चर्चा करेंगे जो प्राकृतिक डाइयुरेटिक्स हैं।

जैसा कि हमने ऊपर चर्चा की, हाई ब्लड प्रेशर के पीछे एंजियोटेंसिन II हार्मोन मुख्य अपराधी है। तो, दवाओं का दूसरा वर्ग या तो एंजियोटेंसिन I के एंजियोटेंसिन II (एसीई इनहिबिटर ड्रग्स) के रूपांतरण को ब्लॉक करके या एंजियोटेंसिन II (एंजियोटेंसिन रिसेप्टर ब्लॉकर्स ड्रग्स) के कार्यों को ब्लॉक करके वासोडिलेशन पैदा करता है। यह ब्लड वैसल्स को चौड़ा और आराम करने की अनुमति देता है, जिससे रक्त का प्रवाह आसान हो जाता है, जिससे आपका ब्लड प्रेशर कम हो जाता है।

कैल्शियम हृदय को अधिक बलपूर्वक सिकुड़ने के लिए प्रेरित करता है। कैल्शियम चैनल ब्लॉकर्स नामक दवाओं का एक वर्ग कैल्शियम के हृदय की कोशिकाओं और ब्लड वैसल्स की दीवारों में प्रवाहित होने की दर (फ्लो रेट) को सीमित करता है। नतीजतन, ब्लड वैसल्स चौड़ी हो जाती हैं, और आपके दिल को पंप करने के लिए उतनी मेहनत नहीं करनी पड़ती है, जिससे रक्त का प्रवाह आसान हो जाता है और आपका ब्लड प्रेशर कम हो जाता है।

हाई ब्लड प्रेशर को रोकने और नियंत्रित करने की रणनीति

हाई ब्लड प्रेशर भोजन और जीवनशैली संबंधित बीमारी है, जिसका अर्थ है कि खाद्य पदार्थ स्थिति को ठीक करने के साथ-साथ बिगाड़ने में भी महत्वपूर्ण भूमिका निभाते हैं। हाई ब्लड प्रेशर को केवल दवाओं से ही नियंत्रित नहीं किया जा सकता है। रोग को प्रभावी ढंग से नियंत्रित करने के लिए कुछ आहार और जीवनशैली में संशोधन आवश्यक हैं। हाई ब्लड प्रेशर में निर्धारित दवाओं के दुष्प्रभाव होते हैं जिनमें नपुंसकता, गाउट, खांसी और ऊर्जा की कमी शामिल हैं। अपने आहार में हाई ब्लड प्रेशर के लिए सही खाद्य पदार्थों को शामिल करके और खराब खाद्य पदार्थों से परहेज करके, आप अपने ब्लड प्रेशर को प्रभावी ढंग से कम कर सकते हैं और अपने ब्लड प्रेशर की दवाओं की खुराक को काफी कम कर सकते हैं।

नीचे कुछ तरीके दिए गए हैं जिनसे आप अपने ब्लड प्रेशर को प्राकृतिक रूप से कम कर सकते हैं:

- ऐसे खाद्य पदार्थ खाएं जो शरीर में सोडियम के स्तर को कम करें।

- उन खाद्य पदार्थों से परहेज़ करें जो चुपके से आपके शरीर में नमक बढ़ाते हैं।

- ऐसे खाद्य पदार्थ खाएं जो प्राकृतिक रूप से यूरिन बढ़ाते हों।

- ऐसे खाद्य पदार्थ खाएं जो शरीर में फ्लूइड रिटेंशन को कम करते हैं और यूरिन उत्पादन को बढ़ाते हैं।

- मैग्नीशियम से भरपूर खाद्य पदार्थ खाएं क्योंकि मैग्नीशियम एक प्राकृतिक कैल्शियम चैनल ब्लॉकर है।

- पोटेशियम से भरपूर खाद्य पदार्थ खाएं क्योंकि पोटेशियम सोडियम के प्रभाव को कम करता है।

- नाइट्रेट से भरपूर खाद्य पदार्थ खाएं, जो आपके शरीर में नाइट्रिक ऑक्साइड में परिवर्तित हो जाता है। नाइट्रिक ऑक्साइड ब्लड वैसल्स को चौड़ा करता है और ब्लड प्रेशर को कम करता है।

- पानी का सेवन बढ़ाए।

नमक

आपके दिमाग में यह जरूर आया होगा कि हाई बीपी में नमक से परहेज करने को क्यों कहा जाता है? नमक और ब्लड प्रेशर के बीच सटीक संबंध क्या है? तो आइए जानते हैं क्यों नमक ब्लड प्रेशर के लिए खतरनाक है?

सोडियम ब्लड प्रेशर बढ़ने का मुख्य कारण है, और आपका नमक मूल रूप से सोडियम (40%) और क्लोराइड (60%) का संयोजन है। क्या नमक और सोडियम एक ही हैं? नहीं, बिल्कुल नहीं। सोडियम एक खनिज है जो प्राकृतिक रूप से खाद्य पदार्थों में पाया जाता है। नमक में आप सोडियम को सोडियम क्लोराइड के रूप में खाते हैं। यही कारण है कि नमक को हाई ब्लड प्रेशर के लिए खतरनाक माना जाता है।

आपके द्वारा उपभोग किए जाने वाले सोडियम के अन्य रूप हैं:

सोडियम बाइकार्बोनेट (बेकिंग सोडा) और

मोनोसोडियम ग्लूटामेट (MSG): आमतौर पर चाइनीज़ व्यंजनों में नमक के रूप में उपयोग किया जाता है।

नमक ब्लड प्रेशर कैसे बढ़ाता है?

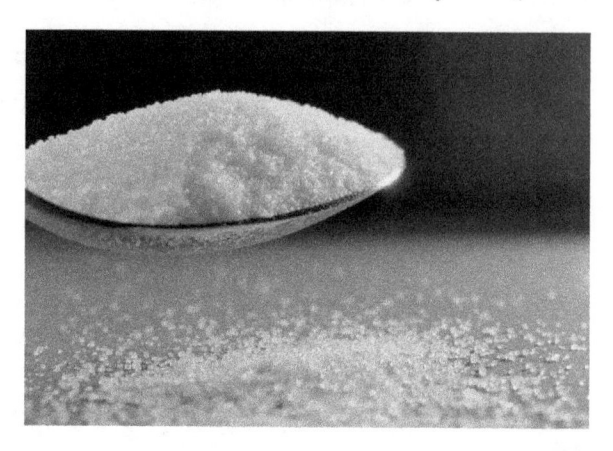

नमक खाने से आपके खून में सोडियम की मात्रा बढ़ जाती है। जिससे किडनी के पानी निकालने की प्रक्रिया पर असर पड़ता है। नतीजतन, शरीर से अतिरिक्त सोडियम को बाहर निकालने के लिए शरीर में अतिरिक्त पानी जमा होता है। इसे फ्लूइड रिटेंशन (द्रव प्रतिधारण) कहा जाता है। शरीर में अतिरिक्त तरल पदार्थ ब्लड वैसल्स और हृदय पर दबाव डालता है और ब्लड प्रेशर बढ़ने का कारण बनता है।

2
10 खाद्य पदार्थ जो आपका ब्लड प्रेशर बढ़ाते हैं

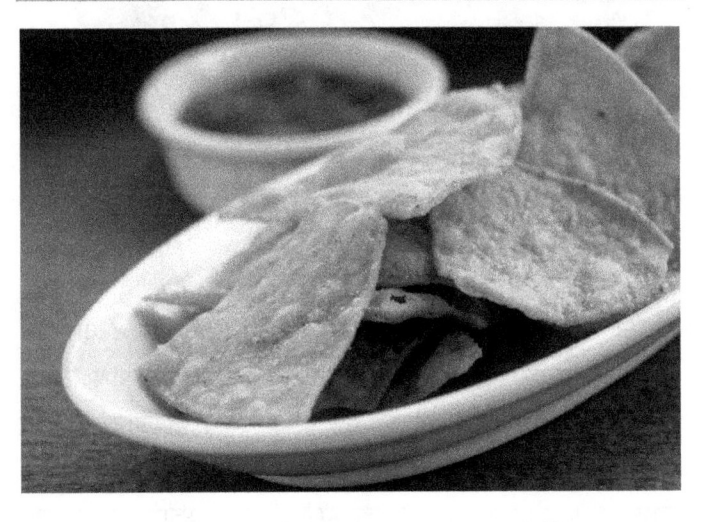

10 खाद्य पदार्थ जो आपका ब्लड प्रेशर बढ़ाते हैं

अधिक कैलोरी वाले खाद्य पदार्थ आपके शरीर में कोलेस्ट्रॉल बढ़ाते हैं, जिससे ब्लड प्रेशर बढ़ता है। कुछ खाद्य पदार्थ चुपचाप आपके शरीर में नमक डालते हैं और हाई ब्लड प्रेशर का खतरा बढ़ाते हैं। आपको एहसास ही नहीं होता कि आप नमक खा रहे हो।

इन खाद्य पदार्थों की पहचान करने के लिए यहां 10 खाद्य पदार्थों और पेय पदार्थों की सूची दी गई है जो जानबूझकर या

चुपचाप आपके शरीर में नमक और कोलेस्ट्रॉल ऐड करते हैं और आपके ब्लड प्रेशर को बढ़ाते हैं।

1. डिब्बाबंद खाद्य पदार्थ या पेय पदार्थ

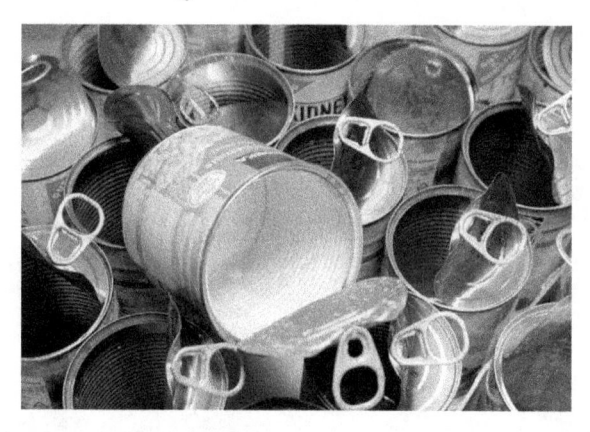

भोजन को सड़ने से बचाने के लिए और स्वाद बढ़ाने के लिए डिब्बाबंद खाद्य उत्पादों को ढेर सारे नमक के साथ तैयार किया जाता है। इससे भोजन का पोषण कम हो जाता है और चुपचाप आपके शरीर में नमक ऐड करता है। उदाहरण के लिए, जैसे छोले बहुत पौष्टिक होते हैं और स्वास्थ्य के लिए बहुत अच्छे होते हैं, लेकिन अगर आप डिब्बाबंद छोले का उपयोग कर रहे हैं, तो वे आपके स्वास्थ्य के लिए हानिकारक हैं। जब भी संभव हो, डिब्बाबंद के बजाय ताजा खाना खाएं। अगर आप डिब्बाबंद सब्जियों का उपयोग कर भी रहे हैं, तो अतिरिक्त नमक को हटाने के लिए उपयोग करने से पहले उन्हें अच्छी तरह धो लें। इसके अतिरिक्त, डिब्बे को अक्सर रासायनिक बिस्फेनॉल ए (बीपीए) के साथ बनाया जाता है। रासायनिक बिस्फेनॉल ए (बीपीए) वाले डिब्बे से खाद्य पदार्थ खाने से आपका ब्लड प्रेशर बढ़ सकता है।

2. तला हुआ खाना

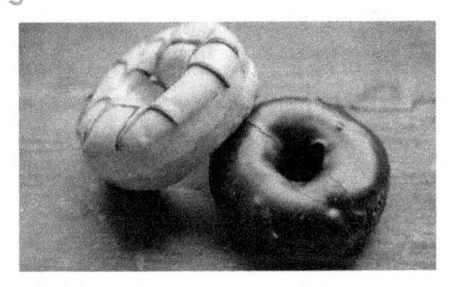

फ्रेंच फ्राइज़, डोनट्स और पूरियों जैसे तले हुए खाद्य पदार्थ खाने से ब्लड प्रेशर, दिल का दौरा और स्ट्रोक का खतरा बढ़ जाता है। तले हुए खाद्य पदार्थ बहुत अधिक कैलोरी वाले होते हैं और इनमे स्वस्थ पोषक तत्वों की कमी होती है। ये शरीर में कोलेस्ट्रॉल के स्तर को बढ़ाते हैं और आपके ब्लड प्रेशर को भी बढ़ाते हैं। डीप फ्राई करने के लिए जिस तेल का इस्तेमाल किया गया है उसे दोबारा इस्तेमाल नहीं करना चाहिए, साथ ही उच्च तापमान पर नहीं तलना चाहिए। जब आप डीप फ्राई करते हैं, तो प्रत्येक तलने के साथ तेल टूट जाता है और उनकी संरचना बदल जाती है। नतीजतन, भोजन में एक रसायन बनता है जो कैंसर का कारण बन सकता है।

3. अचार

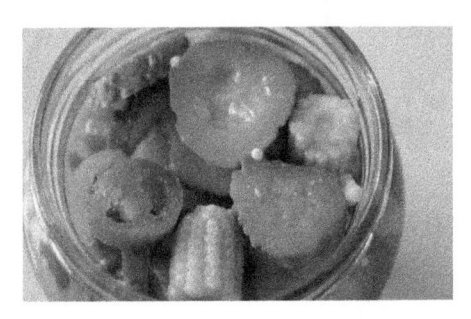

अचार खाने से आपका ब्लड प्रेशर बढ़ सकता है। अचार को लंबे समय तक प्रिज़र्व करने के लिए बहुत अधिक नमक और तेल की आवश्यकता होती है। नमक और तेल भोजन को सड़ने से रोकते हैं और लंबे समय तक खाने योग्य रखते हैं। अचार के अतिरिक्त सोडियम को अपने आहार में शामिल करने से शरीर में अधिक पानी जमा होता है जो ब्लड वैसल्स पर अधिक दबाव डालता है और ब्लड प्रेशर को बढ़ाता है। इसके अलावा, अचार में अतिरिक्त तेल होता है जो आपके शरीर में कोलेस्ट्रॉल को बढ़ा सकता है। कोलेस्ट्रॉल ब्लड वैसल्स को संकुचित करता है जिससे रक्त का प्रवाह बाधित होता है और हृदय को वाहिकाओं के माध्यम से रक्त पंप करना कठिन हो जाता है। नतीजतन, आपका ब्लड प्रेशर बढ़ जाता है।

4. प्रोसेस्ड चीज़

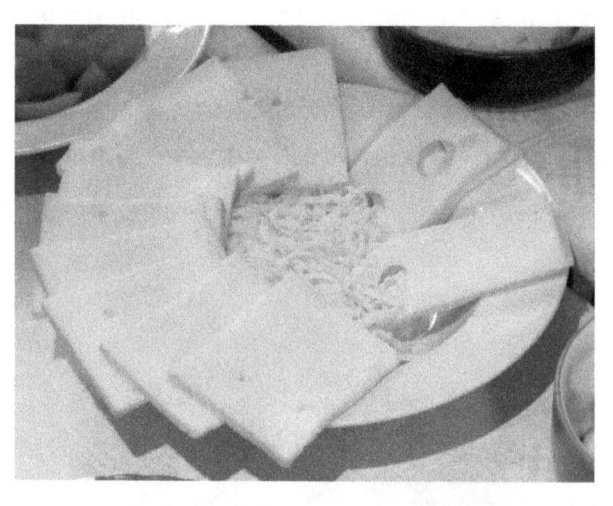

प्रोसेस्ड चीज़ में कैलोरी और नमक की मात्रा अधिक होती है। चीज़ के नियमित खपत से उच्च कोलेस्ट्रॉल, मोटापा और हाई ब्लड प्रेशर हो सकता है, जिससे हृदय रोग का खतरा बढ़

जाता है। बहुत ज्यादा प्रोसेस्ड चीज खाने से बचें। प्रोसेस्ड चीज़ के बजाय, घर का बना पनीर खाएं। आप मोज़ेरेला चीज़ भी खा सकते हैं क्योंकि इसमें अन्य किस्मों की तुलना में सबसे कम नमक होता है। चीज़ स्वास्थ्य लाभ प्रदान करते हैं क्योंकि वे कैल्शियम और विटामिन से भरपूर होते हैं। हालांकि, यदि आपको हाई ब्लड प्रेशर है, तो घर के बने कम वसा वाले पनीर (बाज़ार से खरीदा नहीं) को छोड़कर कोई भी चीज़ खाने से परहेज करें।

5. कैफीन

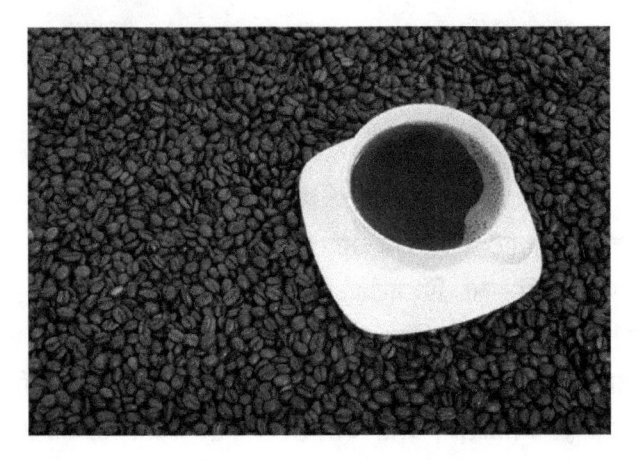

आपकी एक कप कॉफी आपके दिन को सक्रिय मोड में शुरू करने के लिए बढ़ावा दे सकती है, लेकिन यह ब्लड प्रेशर के लिए अच्छी नहीं है। कैफीन शरीर में एड्रेनालाईन हार्मोन को बढ़ाता है, जिससे आप कुछ मिनटों के भीतर ही सक्रिय हो जाते हैं। हालांकि, यही एड्रेनालाईन हार्मोन ब्लड वैसल्स के सिकुड़न का कारण बनता है और हृदय पंपिंग की दर और बल को बढ़ाता है। नतीजतन, आपकी ब्लड वैसल्स के अंदर दबाव बढ़ जाता है। चाय या कॉफी को पूरी तरह से छोड़ने की

आवश्यकता नहीं है। कैफीन को अचानक छोड़ना आपको इसके लिए और अधिक तरसाएगा, इसके बजाय धीरे-धीरे इनकी आवृत्ति कम करें, और जल्द ही आपका शरीर इसके लिए अनुकूलित हो जाएगा।

6. डिहाइड्रेशन

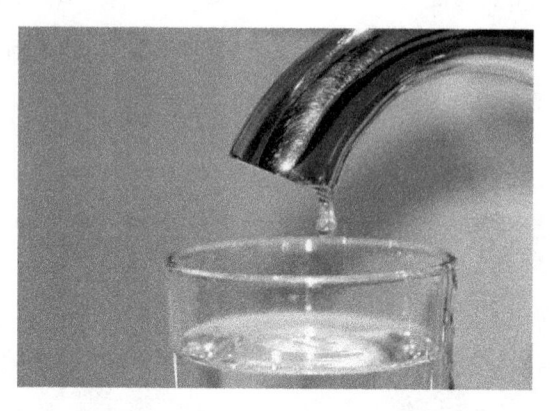

खुद को हाइड्रेट रखें। जब आपका शरीर निर्जलित होता है, तो आपका मस्तिष्क पिट्यूटरी ग्लैंड को वैसोप्रेसिन हार्मोन को स्रावित करने के लिए एक संकेत भेजता है, जो एक एंटीडाययूरेटिक हार्मोन है। यह ब्लड वैसल्स को प्रतिबंधित करता है। नतीजतन, ब्लड वैसल्स के अंदर दबाव बढ़ जाता है, जिससे हाई ब्लड प्रेशर होता है। दिन में कम से कम आठ गिलास पानी पिएं।

गर्भावस्था में टोक्सिमिआ एक खतरनाक गर्भावस्था जटिलता है, जिसमे अचानक ब्लड प्रेशर हाई होना शुरू हो जाता है। इसलिए टोक्सिमिआ से बचने के लिए गर्भावस्था में पर्याप्त पानी पीना आवश्यक है, खासकर तब जब आपका ब्लड प्रेशर पहले से ही उच्च हो।

7. धूम्रपान

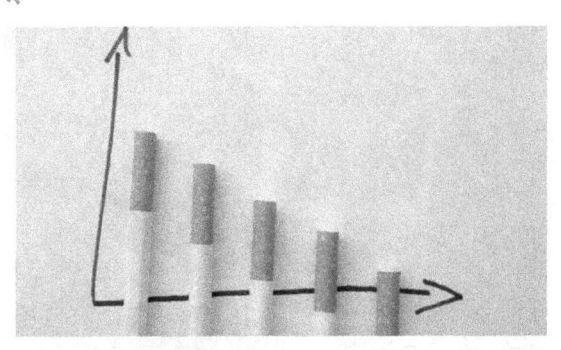

आपके द्वारा धूम्रपान की जाने वाली प्रत्येक सिगरेट आपके ब्लड प्रेशर को बढ़ाती है। सिगरेट में निकोटिन हाई ब्लड प्रेशर का मुख्य कारण है। निकोटीन सेंट्रल नर्वस सिस्टम को उत्तेजित करता है। हाई ब्लड प्रेशर कार्डियक आउटपुट में वृद्धि के कारण होता है। निकोटीन शरीर में उत्तेजक के रूप में कार्य करता है। यह अधिक एड्रेनालाईन जारी करने के लिए एड्रेनल ग्लैंड्स को उत्तेजित करता है। यह हृदय को अधिक बलपूर्वक संकुचित करने के लिए बाध्य करता है, जिससे हृदय की पंप करने की क्षमता प्रभावित होती है। यह आपकी ब्लड वैसल्स को सिकोड़ता है और उनकी दीवारों को सख्त करता है। नतीजतन, आपका रक्त प्रवाह बाधित हो जाता है, जिससे रक्त के थक्के बनने की संभावना बढ़ जाती है। यदि आप धूम्रपान करते हैं, तो इसे जल्द से जल्द छोड़ दें- धूम्रपान छोड़ने वाले लोग धूम्रपान करने वालों की तुलना में अधिक समय तक जीवित रहते हैं।

8. शराब

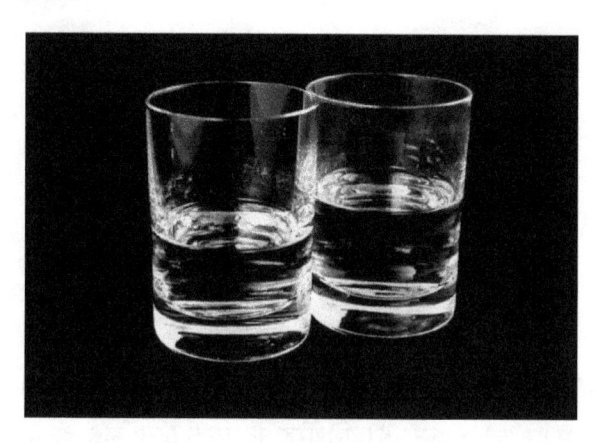

कोई भी मादक पेय आपके ब्लड प्रेशर को बढ़ा सकता है। शराब आपकी ब्लड प्रेशर की दवाओं की प्रभावशीलता में हस्तक्षेप करता है। वास्तव में, एक ड्रिंक भी आपके ब्लड प्रेशर की दवाओं के काम करने के तरीके को बदल सकती है और ब्लड प्रेशर की दवाओं के दुष्प्रभावों को बढ़ा सकती है।

शराब कोर्टिसोल (तनाव हार्मोन) के स्तर को बढ़ाकर ब्लड प्रेशर को बढ़ाता है। शराब वासोकॉन्स्ट्रक्टर एंजियोटेंसिन II के उत्पादन को उत्तेजित करता है और इन्फ्लेमेशन को बढाता है जो शरीर में नाइट्रिक ऑक्साइड के उत्पादन को कम करता है। अल्कोहल कैलोरी में उच्च है और वजन बढ़ाने में योगदान देता है, जो हाई ब्लड प्रेशर के लिए एक जोखिम कारक है। अगर आप हाई ब्लड प्रेशर से बचना चाहते हैं तो शराब का सेवन पूरी तरह से छोड़ दें।

9. चीनी

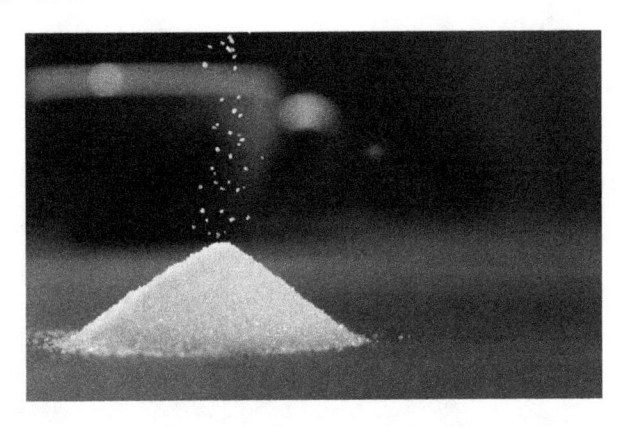

यह आपको आश्चर्यचकित कर सकता है, लेकिन ज्यादा चीनी का सेवन हाई ब्लड प्रेशर से जुड़ा हुआ है। न केवल इसलिए कि यह मोटापे को बढ़ाता है, बल्कि यह एक अलग तंत्र के माध्यम से भी हाई ब्लड प्रेशर का कारण बनता है। चीनी शरीर में यूरिक एसिड को बढ़ाती है जो ऑक्सीडेटिव स्ट्रेस को प्रेरित करता है और एंडोथेलियल नाइट्रिक ऑक्साइड की उपलब्धता को कम करता है। चीनी किडनी में रेनिन गतिविधि और एंजियोटेंसिन गतिविधि दोनों को भी सक्रिय करती है। नाइट्रिक ऑक्साइड को कम करने के साथ ही एंजियोटेंसिन गतिविधि में वृद्धि और ब्लड वैसल्स को नैरो करती है, जिससे हाई ब्लड प्रेशर होता है। चीनी में कोई न्युट्रिशन नहीं होते है, यह सिर्फ कैलोरी ही देती है और शरीर में कोलेस्ट्रॉल को बढ़ाती है। बढ़ा हुआ कोलेस्ट्रॉल आपकी आर्टरीज़ के अंदर प्लाक का निर्माण करता है, और आर्टरीज़ सख्त और सिकुड़ जाती हैं। नतीजतन, आपके दिल को आर्टरीज़ के माध्यम से रक्त पंप करने के लिए बहुत अधिक मेहनत करनी पड़ती है, जो आपके ब्लड प्रेशर में वृद्धि का कारण बनता है।

10. पैकेट बंद स्नैक्स

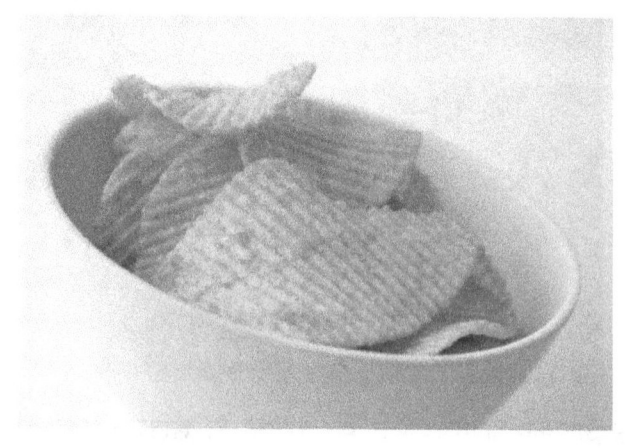

आलू के चिप्स, पॉपकॉर्न, सेव, केले के चिप्स और अन्य पैकेट वाले स्नैक्स में बहुत सारा नमक होता है। अधिक फ्लेवर मतलब अधिक नमक। साल्टेड, क्रीम और अनियन जैसे फ्लेवर्स में नमक की मात्रा अधिक होती है। इसके अतिरिक्त, ये सैचुरेटेड और ट्रांस फैट, चीनी, और अन्य कम फाइबर वाले कार्बोहाइड्रेट में उच्च होते हैं। पैकेट स्नैक्स का ज्यादा सेवन करने से शरीर में ख़राब कोलेस्ट्रॉल (एलडीएल) बढ़ जाता है। उच्च एलडीएल स्तर रक्त वाहिका में कोलेस्ट्रॉल प्लेक के गठन का कारण बनता है जो रक्त के प्रवाह को रोकता है और अंततः कोरोनरी हृदय रोग के विकास का कारण बनता है। आपको स्नैक्स खाना पूरी तरह से बंद करने की ज़रूरत नहीं है, लेकिन अपने सर्विंग्स और फ्रीक्वेंसी को सीमित करें।

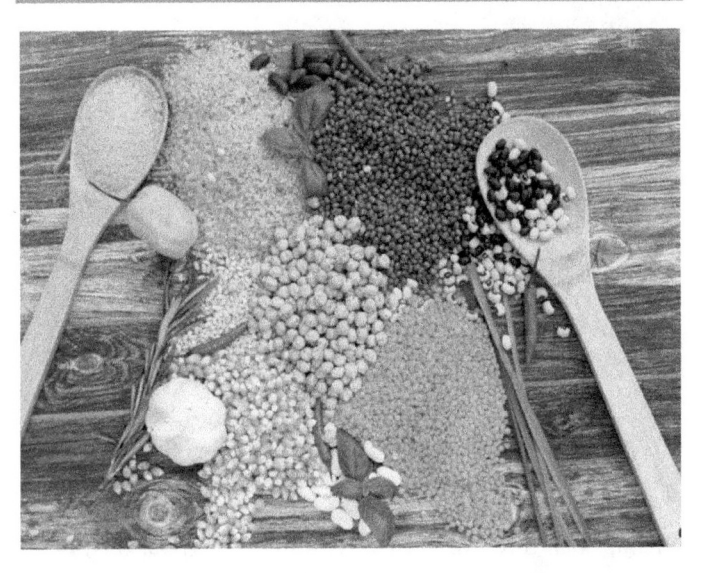

3

10 खाद्य पदार्थ जो एंटीहाइपरटेन्सिव दवाओं की तरह आपके ब्लड प्रेशर को कम करते हैं

10 खाद्य पदार्थ जो एंटीहाइपरटेन्सिव दवाओं की तरह आपके ब्लड प्रेशर को कम करते हैं

कुछ खाद्य पदार्थ प्राकृतिक रूप से ब्लड प्रेशर को कम करते हैं। इन खाद्य पदार्थों को अपने आहार में शामिल करने से हाई ब्लड प्रेशर के रिस्क को काफी कम किया जा सकता है। सोडियम में कम और पोटेशियम, मैग्नीशियम, नाइट्रेट और फाइबर से भरपूर आहार हाई ब्लड प्रेशर को रोकने और नियंत्रित करने में मदद करता है।

नीचे शीर्ष 10 खाद्य पदार्थ दिए गए हैं जो एंटीहाइपरटेन्सिव दवाओं की तरह काम करते हैं और आपके ब्लड प्रेशर को कम करते हैं::

1. पत्तेदार हरी सब्जियां

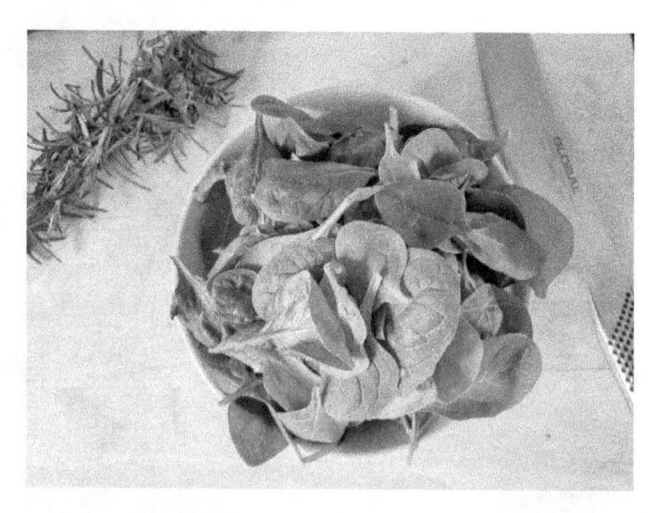

पालक, केल और पत्ता गोभी जैसी पत्तेदार हरी सब्जियां पोषण से भरपूर होती हैं। ये पोटेशियम, मैग्नीशियम, नाइट्रेट्स और फाइबर से भरपूर होते हैं। कम पोटेशियम का सेवन हाई ब्लड प्रेशर के जोखिम कारकों में से एक है। पत्तेदार हरी सब्जियों में पोटेशियम की मात्रा सोडियम को शरीर से बाहर निकाल देती है। मैग्नीशियम

कैल्शियम चैनल ब्लॉकर के रूप में कार्य करता है, और वैसल्स की इलास्टिसिटी और प्रतिक्रियाशीलता को संशोधित करके ब्लड वैसल्स को फैलाता है। नतीजतन, ब्लड आपके ब्लड वैसल्स के माध्यम से बिना किसी प्रतिबंध के बहता है, और आपके ब्लड प्रेशर को कम करता है।

इसके अलावा, पत्तेदार साग के नाइट्रेट वासोडिलेशन को प्रेरित करते हैं। आपके मुंह में मौजूद ओरल कॉमेन्सल बैक्टीरिया द्वारा नाइट्रेट नाइट्राइट में परिवर्तित हो जाता है। यह फिर आपके रक्त में नाइट्रिक ऑक्साइड में परिवर्तित हो जाता है, जो आपकी ब्लड वैसल्स की चिकनी मांसपेशियों को आराम देता है और उन्हें फैलाता है जिससे रक्त का प्रवाह आसान हो होता है। एंटीबैक्टीरियल माउथवॉश का उपयोग न करें क्योंकि यह नाइट्रेट के नाइट्राइट रूपांतरण को कम कर देता है, और आपको नाइट्रिक ऑक्साइड के ब्लड प्रेशर कम करने वाले लाभ नहीं मिलते हैं।

2. चुकंदर

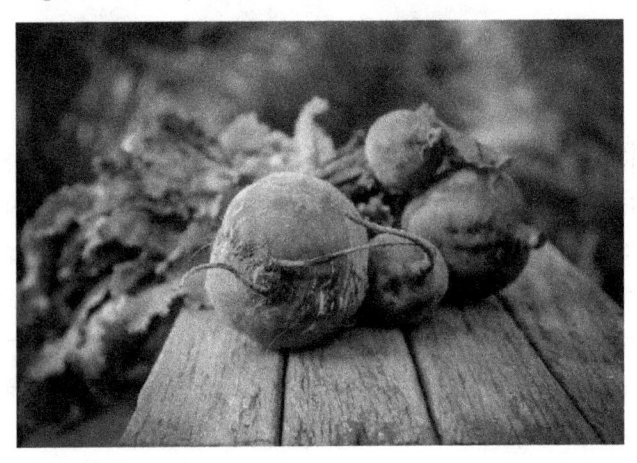

चुकंदर एक प्रसिद्ध शक्तिशाली वासोडिलेटर है। इसमें अधिक मात्रा में नाइट्रेट होता है। शरीर इस सब्जी में मौजूद नाइट्रेट को नाइट्रिक ऑक्साइड में बदल देता है। नाइट्रिक ऑक्साइड ब्लड वैसल्स को चौड़ा करता है, जिससे ब्लड प्रेशर कम होता है। पूर्ण लाभ के लिए एक गिलास कच्चे चुकंदर का रस पिएं क्योंकि कच्चे चुकंदर में पके हुए की तुलना में अधिक शक्ति होती है। शोध बताते हैं कि कच्चे चुकंदर का रस पीने के कुछ ही घंटों के भीतर सिस्टोलिक ब्लड प्रेशर कम हो जाता है।

3. लहसुन

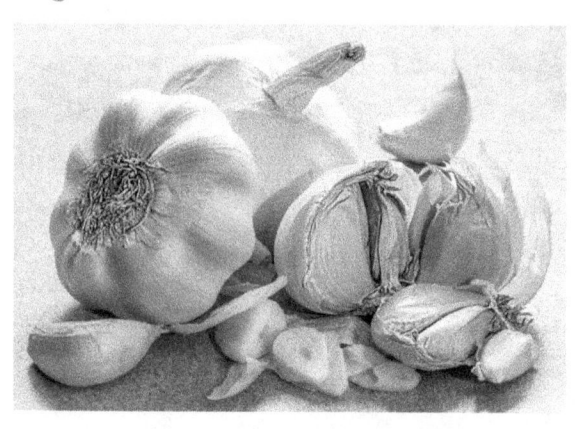

रोजाना लहसुन खाने से आपका ब्लड प्रेशर कम होता है। लहसुन के ऑर्गोसल्फर कंपाउंड वासोडिलेशन और निम्न ब्लड प्रेशर को बढ़ावा देते हैं। लहसुन विभिन्न क्रियाओं के माध्यम से ब्लड प्रेशर को कम करता है। लहसुन का सेवन हाइड्रोजन सल्फाइड उत्पादन को बढ़ाता है और एंडोथेलियल नाइट्रिक ऑक्साइड के नियमन को बढ़ाता है, जो मसल्स सेल्स को रिलैक्स करता है और वासोडिलेशन को प्रेरित करता है; नतीजतन, ब्लड प्रेशर कम हो जाता है। लहसुन एंजियोटेंसिन-

कनवर्टिंग-एंजाइम (एसीई) को रोककर एंजियोटेंसिन-II के उत्पादन को भी रोकता है।

एलिसिन एक ऑर्गोसल्फर कंपाउंड है जो लहसुन को कुचलने या काटने पर निकलता है। एलिसिन अत्यधिक अस्थिर होता है। पकने से एलिसिन का क्षरण तेज हो जाता है, और माइक्रोवेव इसे पूरी तरह से नष्ट हो जाता है। इसलिए लसुन को खच्चा खाना ही ब्लड प्रेशर के लिए सबसे ज्यादा लाभकारी है।

रोजाना खाली पेट एक ताज़ी पिसी हुई लहसुन की एक कली खाएं, इससे आपका ब्लड प्रेशर प्राकृतिक रूप से कम हो जाएगा। लेकिन ध्यान रखें कि कच्चा लहसुन काफी तीखा होता है और जलन पैदा कर सकता है, इसलिए इसे लंबे समय तक अपने मुंह में न रखें। बहुत अधिक लहसुन जलन और पाचन में परेशानी कर सकता है। यदि आप जलन महसूस करते हैं तो राजना के बजाय इसे सप्ताह में 2 से 3 बार ही खाएं।

4. खीरा

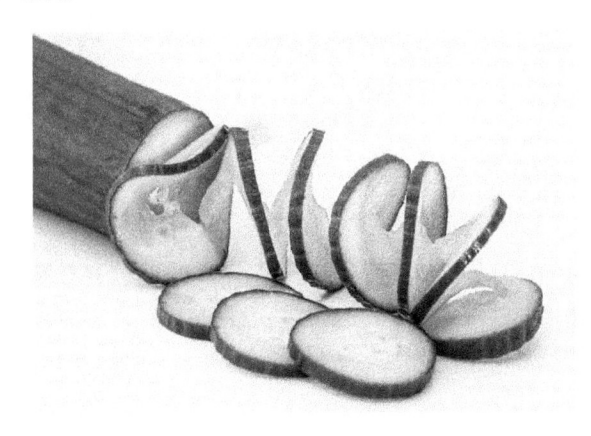

खीरा पोटेशियम से भरपूर होता है, जो ब्लड प्रेशर को नियंत्रित करने में महत्वपूर्ण भूमिका निभाता है। अतिरिक्त सोडियम आपके शरीर में पानी को निकालने की किडनी की क्षमता को कम कर देता है। फलस्वरूप आपके शरीर में तरल पदार्थ जमा होता है जो आपके ब्लड प्रेशर को बढ़ाता है। पोटेशियम सोडियम के प्रतिकूल प्रभावों को संतुलित करके ब्लड प्रेशर को कम करता है। जितना अधिक पोटेशियम आप खाते हैं, उतना ही अधिक सोडियम आप यूरिन के माध्यम से बाहर निकाल देते हैं। इसके अलावा, खीरा एक डाइयुरेटिक है। यह आपके यूरिन उत्पादन को बढ़ाकर शरीर से सोडियम को बाहर निकालता है, और शरीर में द्रव संतुलन बनाए रखता है जिससे ब्लड प्रेशर को नियंत्रित रखने में मदद मिलती है। सलाद और रायते में खीरा का प्रयोग करें या खीरे के रस का सेवन करें।

5. केला

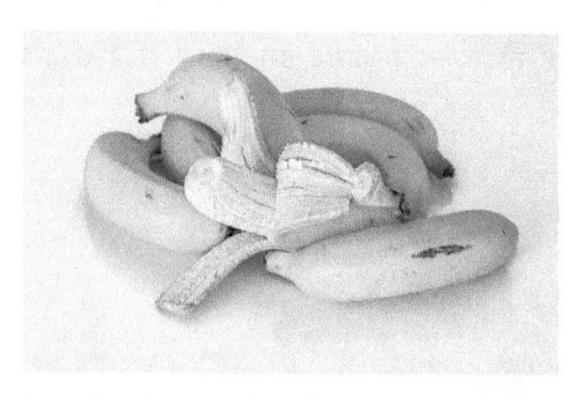

ब्लड प्रेशर के शायद सबसे अधिक अनुकूल और जाने-माने फल केले के अलावा पोटेशियम का बेहतर स्रोत और क्या हो सकता है! पोटेशियम युक्त खाद्य पदार्थ खाने से आपके शरीर में सोडियम का स्तर कम हो जाता है। यह यूरिन उत्पादन को

बढ़ाकर फ्लूइड रेटेन्शन और ब्लड प्रेशर को कम करता है। पोटेशियम एक वैसोडिलेटर के रूप में भी काम करता है जो आपकी ब्लड वैसल्स की दीवारों में तनाव को कम करने में मदद करता है, जिससे ब्लड प्रेशर को निम्न रखने में मदद मिलती है। केला स्वास्थ्यप्रद फलों में से एक है क्योंकि इसमें कैलोरी बहुत कम होती है और इसमें पानी की मात्रा अधिक होती है।

6. नींबू पानी

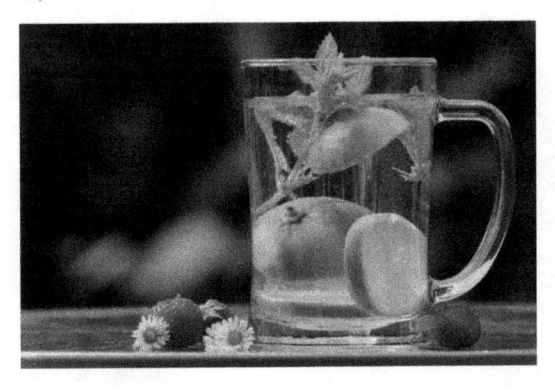

नींबू हाई ब्लड प्रेशर के लिए एक उत्कृष्ट उपाय है क्योंकि यह ब्लड वैसल्स को नरम और लचीला रखने में मदद करता है और किसी भी कठोरता को दूर करके उन्हें लचीला बनाता है। इससे ब्लड प्रेशर लो रहता है। नींबू विटामिन सी से भरपूर है जो एक एंटीऑक्सीडेंट के रूप में काम करता है और इसका डाइयुरेटिक प्रभाव होता है। यह आपके शरीर से अतिरिक्त तरल पदार्थ को निकाल कर ब्लड प्रेशर को कम करता है। इसके अलावा, विटामिन सी शरीर में नाइट्रिक ऑक्साइड के सामान्य स्तर को बनाये रखने में मदद करता है जो ब्लड वैसल्स को आराम देता है और सामान्य और स्वस्थ ब्लड

प्रेशर को बनाए रखता है। रोज सुबह खाली पेट एक गिलास गर्म नींबू पानी पीने से आपको हाई ब्लड प्रेशर को दूर रखने में मदद मिलती है। यदि आप ब्लड प्रेशर की दवाओं पर हैं, तो अपने आहार में नींबू जैसे खट्टे फलों को शामिल करने से पहले अपने चिकित्सक और फार्मासिस्ट से परामर्श करें क्योंकि खट्टे फल आपकी दवाओं, विशेष रूप से कैल्शियम ब्लॉकर्स दवाओं के साथ परस्पर क्रिया कर सकते हैं।

7. शहद

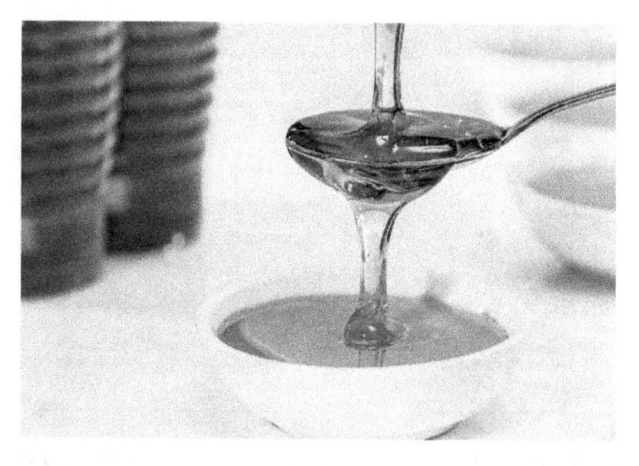

शहद में एंटीऑक्सीडेंट कंपाउंड्स होते हैं जो निम्न ब्लड प्रेशर से जुड़े हैं। मोटापा और अस्वास्थ्यकर जीवनशैली आपके शरीर में ऑक्सीडेटिव स्ट्रेस का कारण बनती है जो शरीर में उपलब्ध वासोडिलेटरी एजेंट नाइट्रिक ऑक्साइड को कम करती है। शहद में मौजूद एंटीऑक्सिडेंट शरीर में ऑक्सीडेटिव स्ट्रेस को कम करके शरीर में नाइट्रिक ऑक्साइड के स्तर को उच्च रखने में मदद करते हैं। नाइट्रिक ऑक्साइड आपके ब्लड वैसल्स को आराम देता है जिससे वासोडिलेशन होता है, जो ब्लड प्रेशर को कम करने में मदद करता है। रोजाना एक चम्मच शहद लें या

इसे अपने सुबह के नींबू पानी में मिलाएं। ध्यान रहे कि आप ऑर्गनिक शहद खाएं, प्रोसेस्ड नहीं। शहद को कभी गर्म न करें। शहद को गर्म करने से शहद के लाभकारी एंजाइम, विटामिन और मिनरल्स नष्ट हो जाते हैं।

8. ड्राई फ्रूट्स

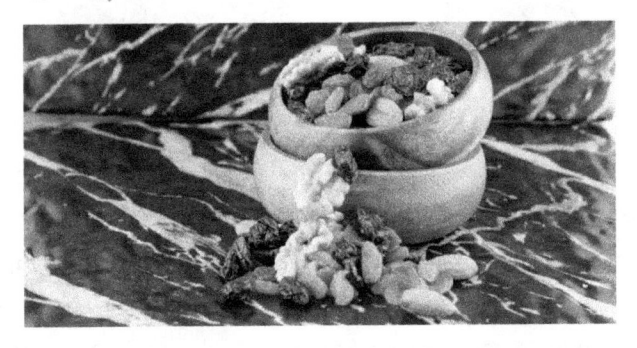

बादाम, काजू और अखरोट जैसे मेवे मैग्नीशियम, फाइबर और प्रोटीन से भरपूर होते हैं। मैग्नीशियम एक इलेक्ट्रोलाइट है जो हाई ब्लड प्रेशर को कम करने में मदद करता है। मैग्नीशियम एक प्राकृतिक कैल्शियम चैनल ब्लॉकर है, यह वासोडिलेटर्स नाइट्रिक ऑक्साइड और प्रोस्टेसाइक्लिन के उत्पादन को उत्तेजित करता है। ये वासोडिलेटर ब्लड वैसल्स को फैलाते हैं और ब्लड प्रेशर को कम करते हैं। नट्स में हार्ट फ्रेंडली फैट्स होते हैं जो कोलेस्ट्रॉल के स्तर को कम करते हैं। मैग्नीशियम के ओवरडोज के जोखिम से बचने के लिए, मैग्नीशियम के सप्लीमेंट्स से नहीं, अपने भोजन के माध्यम से मैग्नीशियम प्राप्त करें। हर दिन नट्स खाना सुनिश्चित करें।

9. मेथी दाने

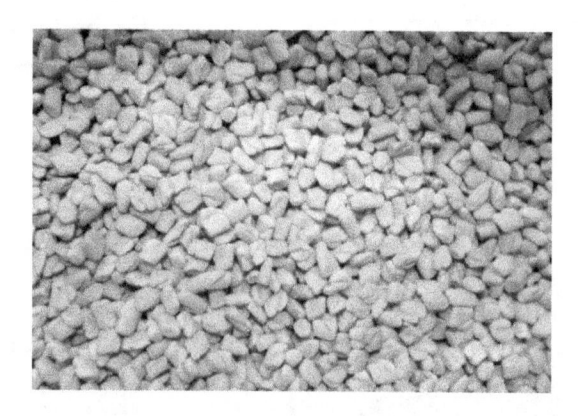

स्वस्थ ब्लड प्रेशर बनाए रखने के लिए मेथी का पानी पीना आपके लिए सबसे प्रभावी तरीकों में से एक हो सकता है। मेथी के पत्तों और दानों में उच्च मात्रा में फाइबर होते हैं। फाइबर से भरपूर आहार को ब्लड प्रेशर के स्थिर स्तर से जोड़ा गया है। फाइबर पचने में कठिन होते है। यह आंत में एक चिपचिपा जेल बनाता है जो शुगर और फैट को रक्तप्रवाह में अब्सॉर्ब करना कठिन बनाता है, शरीर में कोलेस्ट्रॉल के स्तर को कम करता है और वजन बढ़ने से रोकता है। इसके अलावा, मेथी के पत्तों और दानों में सोडियम का स्तर कम होता है, जो इसे हाई ब्लड प्रेशर वाले लोगों के लिए एक आदर्श भोजन बनाता है।

दो चम्मच मेथी के दाने लें और उन्हें एक गिलास पानी में रात भर के लिये भिगो दें। अगली सुबह पानी से मेथी दाने निकाल दें, खाली पेट मेथी का पानी पी लें। मेथी दानों को पीसकर बारीक पेस्ट बना लें और इसे खाना पकाने में इस्तेमाल करें। ऐसा कम से कम दो से तीन महीने तक करें और खुद सकारात्मक परिणाम देखें।

10. फलियां

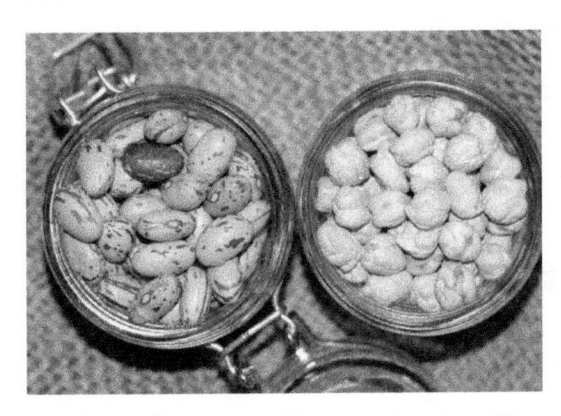

दाल, छोले, राजमा, सोयाबीन और अन्य जैसे फलियां पोटेशियम, मैग्नीशियम और फाइबर से भरपूर होती हैं। ये पोषक तत्व स्वस्थ और सामान्य ब्लड प्रेशर बनाए रखते हैं। फलियों में पोटेशियम और मैग्नीशियम फ्लूइड रेटेन्शन को रोकते हैं, यूरिन उत्पादन को बढ़ाकर सोडियम के स्तर को कम करते हैं। फलियों में घुलनशील फाइबर कोलेस्ट्रॉल के कणों से जुड़ जाते हैं और उन्हें शरीर से बाहर निकाल देतें हैं, जो समग्र कोलेस्ट्रॉल के स्तर को कम करने में मदद करता है। ये वजन बढ़ने के जोखिम को कम करते है और ब्लड वेसल्स के स्वास्थ्य में सुधार करते है।

इसे कैसे लागू किया जाए

अब जब आप हाई ब्लड प्रेशर के बारे में सब कुछ जानते हैं, जैसे ब्लड प्रेशर कैसे काम करता है, हाई ब्लड प्रेशर की स्थिति में आपके शरीर में वास्तव में क्या गलत होता है, जोखिम कारक क्या हैं, आपको क्या करना चाहिए और आपको अपने आहार में क्या

शामिल करना शुरू करना चाहिए? अब सवाल यह उठता है कि इसे कैसे लागू किया जाए।

इसलिए, यदि आप स्वस्थ है, आपको हाई ब्लड प्रेशर नहीं है ना ही आपके पारिवारिक इतिहास में किसी को भी हाई ब्लड प्रेशर की समस्या नहीं हुई है तो उन खाद्य पदार्थों को अपने डाइट में जोड़ना शुरू करें जो आपको जीवन के आगे के चरण में हाई ब्लड प्रेशर से बचा सकते हैं। ऊपर बताए गए खाद्य पदार्थों से शुरू करें जो आपकी पसंद के हैं, धीरे-धीरे अपने आहार में थोड़ा-थोड़ा उन खाद्य पदार्थों को शामिल करें जिन्हें आप ज्यादा पसंद नहीं करते हैं, कुछ समय के बाद आप उन्हें खाने के भी अभ्यस्त हो जाएंगे। आपको अपने आहार में शकरकंद, प्याज और अनार भी शामिल करना चाहिए। ये खाद्य पदार्थ हाई ब्लड प्रेशर को रोकने में बहुत प्रभावी हैं। ऐसे खाद्य पदार्थ की खपत को सीमित जिससे हाई ब्लड प्रेशर की संभावना बढ़ जाती है। यदि आप धूम्रपान करते हैं, तो इसे छोड़ दें। अपनी शराब की खपत को सीमित करें।

यदि आपको हाई ब्लड प्रेशर नहीं है पर आपका हाई ब्लड प्रेशर का पारिवारिक इतिहास है तो ज्ञात और मौन नमक युक्त भोजन खाने से सख्ती से परहेज करें। हाई ब्लड प्रेशर के पारिवारिक इतिहास होने के कारण आपके हाई ब्लड प्रेशर का रिस्क बढ़ जाता है। धूम्रपान और किसी भी मादक पेय को पूरी तरह से पीना छोड़ दें, इससे हाई ब्लड प्रेशर की संभावना नहीं बढ़ेगी। ऊपर बताए गए खाद्य पदार्थों का सेवन करें जो प्राकृतिक रूप से हाई ब्लड प्रेशर को रोकते हैं। अपने आहार में शकरकंद और अनार को भी शामिल करें, लेकिन यदि आपका

डायबिटीज का भी पारिवारिक इतिहास है, तो अपने चीनी के सेवन के साथ-साथ मीठे फलों का सेवन भी सीमित करें।

यदि आपको हाई ब्लड प्रेशर है तो आपको पोटेशियम युक्त भोजन खाना चाहिए। सबसे अच्छा तरीका है कि उपरोक्त सभी निवारक खाद्य पदार्थों को नोट करें और अपने डॉक्टर और फार्मासिस्ट से पूछें:

मैं अपने आहार में इन खाद्य पदार्थों को शामिल करना चाहता हूँ, क्या ये सभी मेरी हाई ब्लड प्रेशर की स्थिति के लिए सुरक्षित है? क्या कोई खाद्य पदार्थ है जो मेरी दवा के कार्य को उत्तेजित सकता है? वे आपके ब्लड प्रेशर के स्तर और अन्य स्वास्थ्य जटिलता पर विचार करते हुए आपको सबसे अच्छी सलाह प्रदान करेंगे। उन्हें यह बताएं कि क्या आपको डायबिटीज और गठिया जैसे अन्य स्वास्थ्य समस्याएं हैं। यदि आपको डायबिटीज है तो मीठे खाद्य पदार्थ को सिमित करें, यदि आपको गठिया है, तो अपने खट्टे खाद्य पदार्थ के सेवन को सीमित करें। तीन महीने तक इन खाद्य पदार्थों को अपने डाइट में शामिल करने के बाद, अपने डॉक्टर से पूछें कि क्या मेरी ब्लड प्रेशर की स्थिति में सुधार हुआ है? क्या मुझे दवाओं की समान खुराक की आवश्यकता है या अब मुझे कम खुराक कि आवश्यकता है? लेकिन ध्यान रखें एक बार जब आपने अपने ब्लड प्रेशर को नियंत्रित कर लिया है, तो हाई ब्लड प्रेशर को रोकने वाले खाद्य पदार्थों को खाना जारी रखें। यह आजीवन खाने की आदत होनी चाहिए, अल्पकालिक अभ्यास नहीं।

प्रमुख बिंदु जिन पर ध्यान दें:

- नमक का सेवन कम करें। यह शरीर में अतिरिक्त तरल पदार्थ के संचय को बढ़ावा देता है जो ब्लड प्रेशर को बढ़ाता है।
- उन खाद्य पदार्थों से परहेज करें जो आपके शरीर में चुपचाप नमक डालते हैं।
- कम वसा और कैलोरी वाले खाद्य पदार्थ खाएं।
- योग करें।
- सक्रिय रहें। शारीरिक गतिविधि आपको पसीना बनाकर और टिशूज़ में रक्त के प्रवाह को बढ़ाकर शरीर में तरल पदार्थ के संचय को कम करती है।
- खूब पानी पिएं, खासकर जिस दिन आप ज्यादा नमक का सेवन करते हैं। डिहाइड्रेशन आपके तरल पदार्थ संचय के जोखिम को बढ़ा सकता है।
- तनाव न लें।
- रिफाइंड की जगह साबुत अनाज खाएं।
- अपने गेहूँ के आटे में 2:10 के अनुपात में जौ का आटा मिलाएं। 1 किलो गेहूँ के आटे में 200 ग्राम जौ का आटा मिलाएं।

अध्याय 2

आहार योजना

हाई ब्लड प्रेशर

हाई ब्लड प्रेशर + डायबिटीज़

हाई ब्लड प्रेशर + आर्थराइटिस

को नियंत्रित करने के लिए आहार योजना

1
हाई ब्लड प्रेशर को नियंत्रित करने के लिए आहार योजना

हाई ब्लड प्रेशर को नियंत्रित करने के लिए आहार योजना

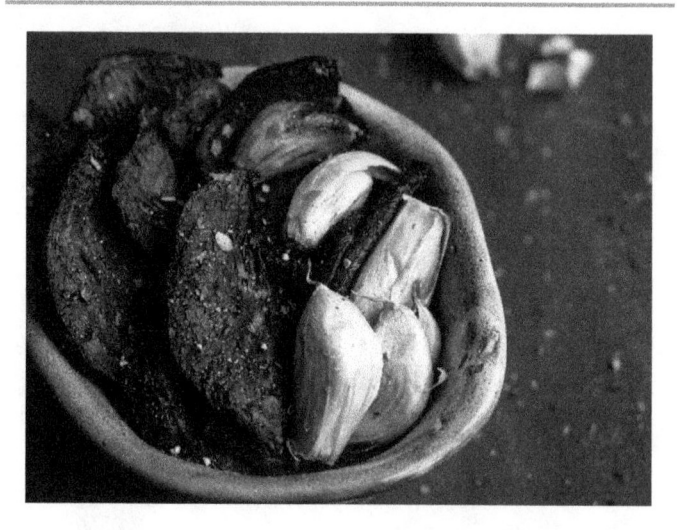

- गर्म नींबू पानी में एक बड़ा चम्मच शहद मिलाएं और इसे खाली पेट पिएं।
- प्रतिदिन खाली पेट एक लहसुन खाएं (यदि आपको मुंह में छाले या शरीर में गर्मी का अनुभव होता है, तो सप्ताह में 5 बार ही खाएं)।
- एक चम्मच मेथी के दानों को रात भर 250 मिलीलीटर पानी में भिगो दें। अगली सुबह इन दानों को चबाकर मेथी का पानी पी लें। ऐसा हफ्ते में तीन बार करें।

- एक केला खाएं, खासकर यदि आप हाई ब्लड प्रेशर की दवाएँ ले रहे।

- ग्रीन टी में नींबू का रस मिला कर पिएं।

- मल्टीग्रेन चुकंदर पराठा खाएं (रेसिपी सेक्शन देखें)। रोजाना 50 से 100 मिलीलीटर चुकंदर का जूस पिएं।

- एक मुट्ठी रात भर भिगोए हुए मेवे खाएं।

- जौ के आटा को गेहूँ के आटे में 2:10 के अनुपात में मिला कर सेवन करें। 1 किलो गेहूँ के आटे में 200 ग्राम जौ का आटा मिलाएं। जौ का बीटा-ग्लुकन हाई ब्लड प्रेशर को रोकने और वजन बढ़ने से रोकने में बहुत प्रभावी है।

- सर्दियों में पालक, केल और बथुआ खूब खाएं।

- प्रतिदिन फ्लक्ससीड्स खाएं।

- शकरकंद का खूब सेवन करें, विशेष रूप से बैंगनी रंग के शकरकंद का।

- पोटेशियम, मैग्नीशियम और फाइबर के लिए भरपूर मात्रा में फलियां जैसे दाल, छोले, राजमा और सोयाबीन खाएं।

- खूब सारा पानी पिएं, खासकर उस दिन जब आप नमक का अधिक सेवन करें।

- सेब, संतरा और केले जैसे ताजे फल खाएं।

- हर रात कम वसा वाले गाय के दूध को हल्दी पाउडर के साथ उबाल कर पिएं।

- दोपहर के भोजन के साथ मिक्स्ड वेज रायता खाएं (रेसिपी सेक्शन में देखें)।

2

हाई ब्लड प्रेशर + डायबिटीज़ को नियंत्रित करने के लिए आहार योजना

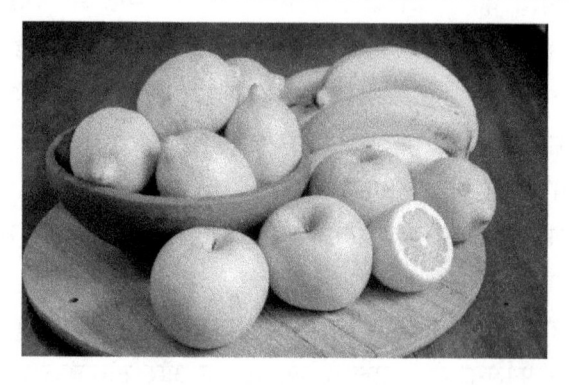

हाई ब्लड प्रेशर + डायबिटीज़ को नियंत्रित करने के लिए आहार योजना

- खाली पेट गर्म नीम्बू पानी पिएं।

- आधे घंटे के बाद, भिगोये हुए मेथी के दाने खाएं और मेथी का पानी पिएं। ऐसा प्रतिदिन करें।

- एक घंटे के बाद एक लहसुन खाएं। ऐसा प्रतिदिन करें।

- 2:10 के अनुपात में अपने गेहूँ के आटे में जौ का आटा मिलाएं। 1 किलो गेहूँ के आटे में 200 ग्राम जौ का आटा मिलाएं।

- ग्रीन टी में नींबू का रस और तुलसी के पत्ते मिला कर पिएं।

- एक मुट्ठी रात भर भिगोए हुए मेवे खाएं।

- एक दिन में लगभग 2-3 लीटर पानी पिएं।

- करेले के सीज़न में रोज 50 मिलीलीटर से 100 मिलीलीटर ताजा करेले का रस पिएं।

- एक केला खाएं, खासकर यदि आप हाई ब्लड प्रेशर की दवाएँ ले रहे हैं। चाय और अन्य उच्च ग्लाइसेमिक फलों में चीनी का सेवन कम करें, पर अपने आहार से केले को न हटाएं।

- प्रतिदिन 50 से 100 मिली चुकंदर का रस पिएं।

- आटे में पीसी हुई फ्लैक्स सीड्स डालें या इन्हें दही फलों के सलाद में मिला कर खाएं।

- आलू की जगह शकरकंद खाएं, लेकिन मॉडरेशन में।

- रात में हल्दी वाला गाय का दूध पिएं।

- पालक, केल, पत्तागोभी और बथुआ का भरपूर सेवन करें।

- दाल, छोले, राजमा और सोयाबीन की खपत बढ़ाएँ।

- लौकी, गाजर और तरोई खाएं। विटामिन सी युक्त खाद्य पदार्थ जैसे आंवला, नींबू, संतरा और शिमला मिर्च खाएं।

- खाना पकाने में जैतून का तेल, कैनोला तेल और सरसों के तेल का उपयोग करें।

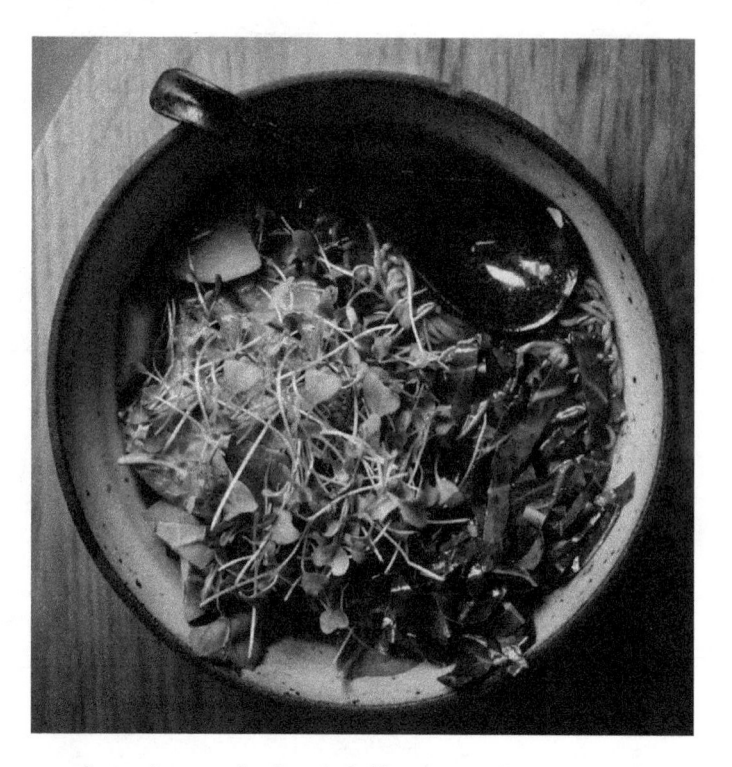

3
हाई ब्लड प्रेशर + आर्थराइटिस को नियंत्रित करने के लिए आहार योजना

हाई ब्लड प्रेशर + आर्थराइटिस को नियंत्रित करने के लिए आहार योजना

- प्रतिदिन खाली पेट एक लहसुन खाएं (यदि आपको मुंह में छाले या शरीर में गर्मी का अनुभव होता है, तो सप्ताह में 5 बार ही खाएं)।
- आधे घंटे के बाद, रात भर भिगोए हुए मेथी के दाने खाएं और मेथी का पानी पिएं। इसे हफ्ते में तीन बार करें।
- ग्रीन टी को ताजे पिसे हुए अदरक के साथ मिला कर पिएं।
- दो अखरोट, दो अंजीर, पांच बादाम, चार काजू, चार पिस्ता, और चार किशमिश को रात में पानी में भिगो दें और सुबह इन्हे खाएं।
- रात को सोने से पहले हल्दी वाला दूध पिएं।
- प्रतिदिन एक केला खाएं, खासकर अगर आप बीपी की दवाएँ ले रहे हैं।
- जौ का आटा और सोयाबीन का आटा अपने गेहूँ के आटे में 2:1:10 के अनुपात में मिलाएं। 1 किलो साबुत गेहूँ के आटे में 200 ग्राम जौ का आटा और 100 ग्राम सोयाबीन का आटा मिलाएं।
- जितना हो सके कुल्थी खाएं। कुल्थी की दाल बना कर खाएं या इसे पीसे कर पाउडर बना लें और छाछ में मिला कर पिए या फिर गेहूँ के आटे में मिला कर इसकी रोटियां बना लें।
- प्रतिदिन 50 से 100 मिली चुकंदर का रस लें।
- सर्दियों में ताजी हल्दी, पालक, केल, मेथी के पत्ते, बथुआ और शकरकंद खाएं, विशेषकर बैंगनी रंग के शकरकंद।
- पोटेशियम, मैग्नीशियम, और फाइबर के लिए दाल, छोले, राजमा और सोयाबीन खूब खाएं।

- खूब सारा पानी पिएं, खासकर उस दिन जब आप नमक का अधिक सेवन करें।
- खाना पकाने में एक्स्ट्रा वर्जिन ओलिव आयल (शैलो फ्राई के लिए), सरसों के तेल का उपयोग करें, सूरजमुखी के तेल और मकई के तेल उपयोग न करें।
- सेब, संतरा और केला जैसे ताजे फल खाएं।

अध्याय 3

व्यंजन

आपके स्वास्थ्य को बढ़ावा देने के लिए स्वस्थ और स्वादिष्ट व्यंजन

सुबह का नाश्ता

मल्टीग्रेन बीटरूट पराठा
मिक्स्ड वेज रायता

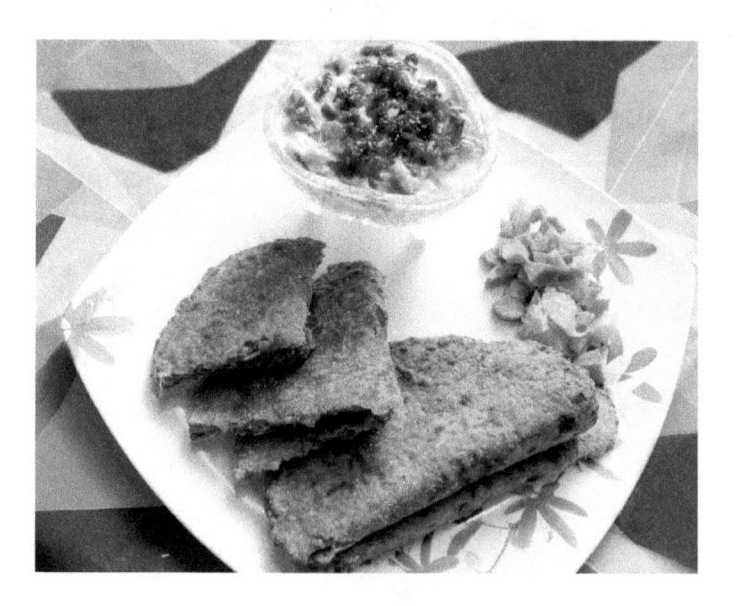

सुबह का नाश्ता

मल्टीग्रेन बीटरूट पराठा

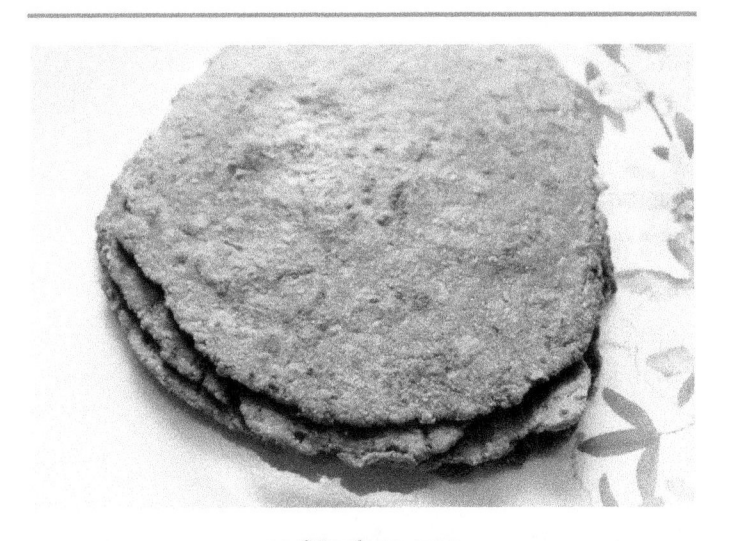

मल्टीग्रेन बीटरूट पराठा

8 पराठे बनाने के लिए

सामग्री:

कसा हुआ चुकंदर: 1 कप
कासी हुई लौकी: 1 कप
गेहूँ का आटा: 1 कप
ओट्स का आटा: 1 कप
बेसन: ½ कप
जौ का आटा: ¼ कप
राजगिरा का आटा: ¼ कप
नमक स्वादअनुसार

अदरक लहसुन का पेस्ट: 1 बड़ा चम्मच
गुड़: 2 बड़े चम्मच
धनिया पाउडर: 1 चम्मच
लाल मिर्च पाउडर: 1 चम्मच
गरम मसाला: 1 चम्मच
हल्दी: 1 चम्मच
हींग: एक चुटकी
सफ़ेद तिल: 1 बड़ा चम्मच
मेथी के दाने: 1 चम्मच
ओलिव आयल: 3 बड़े चम्मच
दही: 2 बड़े चम्मच (गूँथने के लिए)

विधि:

1. एक बाउल में एक चम्मच ओलिव आयल के साथ सभी सामग्री मिलाएं।
2. दही मिला के कड़ा आटा गूँथ लें।
3. आटे से 8 बराबर लोई बनायें।
4. आटे की एक लोई लें और इसे सूखे गेहूँ के आटे का पलथन लगायें, अतिरिक्त आटे को झाड़ लें।
5. अब इसे बेलन से रोटी की तरह बेल लें।
6. मध्यम-तेज आंच पर तवे को गर्म करें।
7. पराठे को तवे में लगभग एक मिनट के लिए पकाएं या तब तक पकाएं जब तक कि पराठा बेस से कुछ जगहों पर फुलने न लगे।
8. पराठे को पलटें और 3-4 बूंद ओलिव आयल फैलाएं। 2 मिनट तक पकाएं जब तक यह हल्का भूरा न हो जाए।

9. पराठे को फिर से पलटें और ओलिव आयल की 3-4 बूंदों को सतह पर समान रूप से फैलाएं। परांठे को समान रूप से पकाने के लिए फ्लैट स्पैटुला से परांठे को दबाएं।
10. एक बार जब पराठे के दोनों तरफ भूरे रंग के धब्बे देखने लगें, तो पराठे को एक सर्विंग प्लेट में ट्रांसफर कर दें। आपका पराठा तैयार है। इसी तरह सारे पराठे बना लें।
11. मिक्स्ड वेज रायता के साथ मल्टीग्रेन बीटरूट पराठे का आनंद लें।

मिक्स्ड वेज रायता

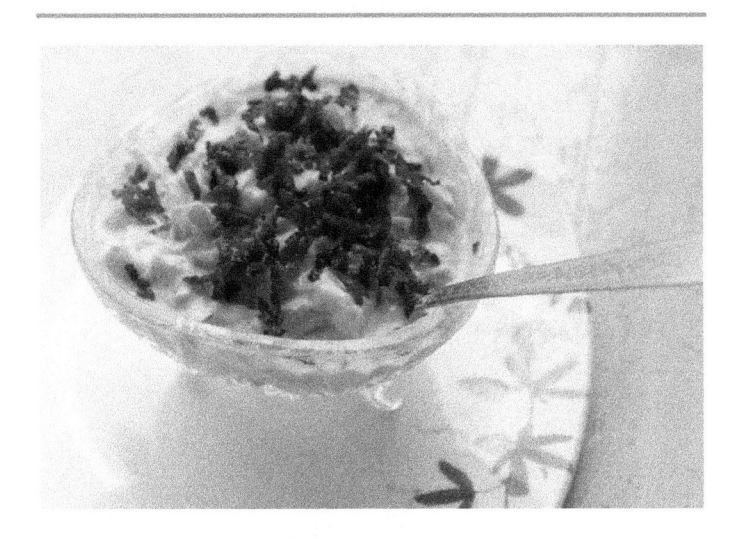

मिक्स्ड वेज रायता

सामग्री:

दही: 200 ग्राम

कद्दूकस किया हुआ चुकंदर: 1 बड़ा चम्मच

बारीक कटा प्याज: ¼ कप

बारीक कटा टमाटर: ¼ कप

बारीक कटी पत्ता गोभी: ¼ कप

बारीक कटा हुआ खीरा: ¼ कप

ब्राउन शुगर: 2 बड़े चम्मच

काला नमक :1 छोटा चम्मच

काली मिर्च पाउडर :½ छोटा चम्मच

लाल मिर्च पाउडर :½ छोटा चम्मच

जीरा पाउडर :1 छोटा चम्मच

तरीका:

1. दही को ब्लेंड करके चिकना कर लें.
2. दही में चुकंदर को छोड़कर बाकी सभी सब्जियों को मिला लें।
3. दही में काला नमक, ब्राउन शुगर, काली मिर्च पाउडर, लाल मिर्च पाउडर, जीरा पाउडर मिला कर अच्छी तरह से मलाएं।
4. रायते को आधे घंटे के लिए फ्रिज में रख दें.
5. कद्दूकस किए हुए चुकंदर से गार्निश करें।
6. मल्टीग्रेन चुकंदर पराठे के साथ खाएं।

ला फॉनसिएर द्वारा नोट

प्रिय पाठक,

हाई ब्लड प्रेशर से बचाव और नियंत्रण के लिए खाएं पुस्तक पढ़ने के लिए आपका धन्यवाद। मुझे उम्मीद है कि होगी।

यदि आपको यह पुस्तक उपयोगी लगी, तो कृपया ऑनलाइन रिव्यु करें। अन्य स्वास्थ्य के प्रति जागरूक पाठकों की मदद करके उन्हें यह बताएं कि आपको इस पुस्तक क्यों पसंद आयी। आप ईट टू प्रीवेंट एंड कंट्रोल आर्थराइटिस की समीक्षा कर सकते हैं।

https://eatsowhat.com/esw-mailing-list पर मेरी मेलिंग सूची में शामिल होंए।

ईट सो व्हॉट! श्रृंखला में जानें कि कैसे शाकाहारी भोजन बीमारी से मुक्त, स्वस्थ जीवन का समाधान है! श्रृंखला- **ईट सो व्हॉट! शाकाहार की शक्ति** और **ईट सो व्हॉट! स्वस्थ रहने के स्मार्ट तरीके।**

यदि आप अपनी बालों की समस्याओं के स्थायी समाधान की तलाश में हैं, तो मेरी पुस्तक **स्वस्थ बालों का राज़** पढ़ें।

मेरी सभी पुस्तकें ईबुक, पेपरबैक और हार्डकवर एडिशन्स में उपलब्ध हैं।

सादर
ला फॉनसिएर

महत्वपूर्ण शब्दावली

आर्टरीज़/धमनियां: धमनियां ब्लड वैसल्स होती हैं जो हृदय से शरीर तक ऑक्सीजन युक्त रक्त ले जाती हैं।

वैस्कुलर: वैस्कुलर उन वाहिकाओं (वैसल्स) से संबंधित है जो शरीर में रक्त ले जाते हैं।

वसोकॉन्सट्रिक्टर: वासो का अर्थ है वाहिकाएँ (वैसल्स), इसलिए वसोकॉन्सट्रिक्टर का अर्थ है ब्लड वैसल्स (ब्लड वैसल्स) का सिकुड़ना।

वासोडिलेशन: ब्लड वैसल्स का फैलाव या चौड़ा होना।

बायोअवेलेबिलिटी: शरीर में अपना प्रभाव दिखाने के लिए शरीर में जाने के बाद एक पदार्थ का वास्तविक अनुपात जो ब्लड सर्कुलेशन तक पहुंचता है।

एंटीऑक्सिडेंट: शरीर में एंटीऑक्सिडेंट होते हैं, जो फ्री रेडिक्लस को बनाने वाली ऑक्सीडेटिव प्रक्रिया को रोककर फ्री रेडिक्लस को बेअसर करते हैं।

ऑक्सीडेटिव स्ट्रेस: जब फ्री रेडिक्लस प्राकृतिक रूप से पाए जाने वाले एंटीऑक्सिडेंट से अधिक हो जाते हैं, तो इसका परिणाम ऑक्सीडेटिव स्ट्रेस होता है। इस असंतुलन से डीएनए, प्रोटीन और लिपिड सहित सेल्स और टिश्यूज़ डैमेज होते हैं। आपके डीएनए को नुकसान होने से कैंसर, आर्थराइटिस, डायबिटीज, और स्ट्रोक जैसी पुरानी बीमारियों का खतरा बढ़ जाता है।

लेखिका के बारे में

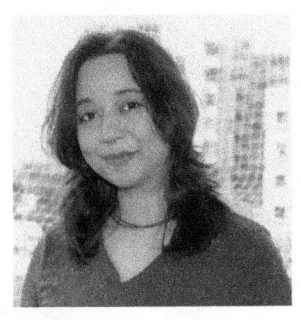

ला फॉनसिएर पुस्तक श्रृंखला **ईट सो व्हॉट!**, **सीक्रेट ऑफ़ हेल्दी हेयर** और **ईट टू प्रिवेंट एंड कंट्रोल डिसीज़** की लेखिका हैं। वह एक स्वास्थ्य ब्लॉगर और एक हिप हॉप डांस आर्टिस्ट हैं। उन्होंने फार्मास्युटिकल टेक्नोलॉजी में विशेषज्ञता के साथ फार्मेसी में मास्टर डिग्री हासिल की है। उन्होंने रिसर्च एंड डेवलपमेंट डिपार्टमेंट में रिसर्च साइंटिस्ट के रूप में काम किया है। वह एक पंजीकृत फार्मासिस्ट है। एक शोध वैज्ञानिक होने के नाते, वह मानती हैं कि पौष्टिक शाकाहारी भोजन और स्वस्थ जीवन शैली के साथ अधिकांश बीमारियों को रोका जा सकता है।

ला फॉनसिएर की अन्य पुस्तकें

फुल लेंथ पुस्तकें:

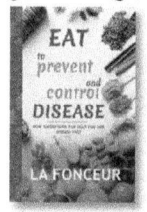

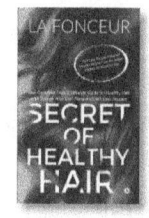

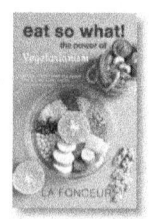

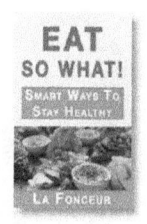

मिनी एडिशन:

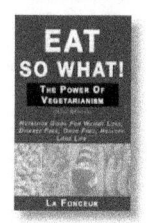

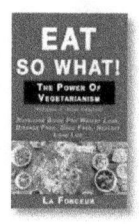

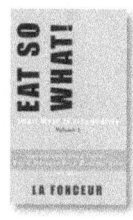

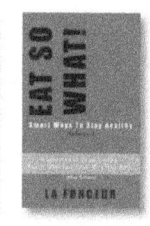

हिंदी एडिशन:

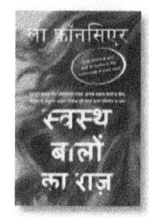

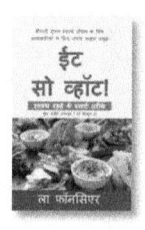

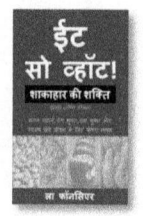

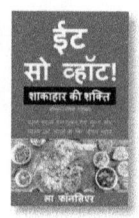

ला फॉनसिएर से जुड़ें

Instagram: @la_fonceur | @eatsowhat

Facebook: LaFonceur | eatsowhat

Twitter: @la_fonceur

Amazon Author Page:

www.amazon.com/La-Fonceur/e/B07PM8SBSG/

Bookbub Author Page: www.bookbub.com/authors/la-fonceur

Sign up to my website to get exclusive offers on my books:

Blog: www.eatsowhat.com

Website: www.lafonceur.com/sign-up